Ganz schön heiß hier

Priv.-Doz. Dr. med. Daniela Paepke
Anna Cavelius

Ganz schön heiß hier

Für
Noemi und Rosa

Inhalt

Ich tu jetzt was für mich

Zum Nachschlagen

Den im Text erwähnten Studien und Untersuchungen haben wir jeweils eine Ziffer in Klammern nachgestellt, unter der Sie sie im Anhang ab Seite 208 leicht finden können.

Liebe Leserin!

Sind Sie auch schon drin oder haben Sie Ihre heißen Zeiten etwa noch vor sich? Wenn ja, dann auf jeden Fall willkommen im Club. Jetzt oder demnächst beginnt eine tolle Zeit für Sie – der Auftakt zu einem neuen Lebensabschnitt. Im Englischen heißen die Wechseljahre „the change", was man auch mit „Veränderung" und „Aufbruch" übersetzen kann. Das ist wunderbar, denn Sie können jetzt viele Entscheidungen für sich treffen, wie Sie Ihre nächsten 30 Jahre erleben möchten. Denn auch darum geht es bei den Wechseljahren, die sich mit Pauken und Trompeten bemerkbar machen oder auch in aller Stille die Veränderung einläuten. Entgegen anderslautender Vermutungen handelt es sich bei dieser Phase weder um eine weibliche Spezialität, noch um eine Ansammlung verschiedener Krankheiten und noch viel weniger um einen „Zustand", den frau am besten aushält, indem sie möglichst nicht groß darüber redet.

Obwohl diese Phase eine wichtige ist in unserem Frauenleben und obwohl sie sehr viele Menschen betrifft, herrscht erstaunlich viel Uninformiertheit: Hierzulande sind die Babyboomerinnen gerade durch ihre Wechseljahre gereist, dann war die Pillenknick-Generation an der Reihe. Millionen Frauen schlittern völlig unvorbereitet in diese Lebensphase und können überhaupt nicht einschätzen, was mit ihnen gerade los ist. Dabei wird es bis 2025 laut businessinsider.de weltweit über eine Milliarde Frauen geben, die in die Wechseljahre kommen, das sind zwölf Prozent der gesamten Weltbevölkerung. Nur eilt den Wechseljahren ein denkbar schlechter Ruf voraus, sie sind irgendwie peinlich oder sogar unheimlich und machen Angst. Außerdem scheint damit das Schicksal jeder Frau verbunden zu sein, dass in ihr ein Schalter automatisch auf alt, unattraktiv, unberechenbar, dick und unsexy gestellt wird.

Wir lösen das hier auf und sagen: alles nicht wahr. Zum einen kommen auch Männer in die Wechseljahre, nur mit offenbar weniger spektakulären Anekdoten über durchgeschwitzte Hemden in Meetings oder durchwachte, grübelvolle Nächte. Und eine Frau wird im Wechsel weder alt, unsichtbar noch peinlich. Ihr Körper sagt ihr in diesen heißen Zeiten lediglich manchmal, dass sie sich jetzt sehr gut um sich kümmern sollte, und das am besten mit einem Rundumpaket, genannt gesunder Lebensstil und ein paar besonderen Tricks. Je eher Sie etwas für sich tun, desto besser durchleben Sie die heißen Zeiten.

Eigentlich wissen Sie auch schon, was ansteht, denn mit hormonellen Achterbahnfahrten verschiedenster Art sind Sie bestens vertraut. Schließlich war jede von uns mal ein Mädchen und „hatte" Pubertät, und nicht wenige Frauen haben auch eine oder mehrere Schwangerschaften und Geburten hinter sich, in denen die Hormone ordentlich mit ihnen Achterbahn gefahren sind. Insofern ist jedem weiblichen Wesen klar, ob jünger oder älter, dass „die" Hormone ganz schön Wucht haben. Doch während die Pubertät bei Mädchen im Großen und Ganzen wohlwollend zur Kenntnis genommen wird, weil sie zu Frauen erblühen, und eine Schwangerschaft bei einer werdenden Mutter meist freudig beklatscht wird, weil es schön ist, dass ein Baby unterwegs ist, besitzen Wechseljahre ihren speziellen Gruselfaktor.

In dieser zweiten Pubertät geht es allerdings um noch viel mehr. Natürlich lässt bei jeder Frau zwischen 45 und 55 die Produktion der (Geschlechts-)Hormone nach, weil die Eierstöcke sich nach hunderttausenden von Eisprüngen aufs wohlverdiente Rentenalter vorbereiten. Und natürlich machen vielen Frauen diese wilden Zeiten ganz schön Stress. Schließlich haben sie offenbar null Kontrolle mehr über Körper, Geist und Seele. Sie leiden wahlweise unter Zerstreutheit, depressiven Verstimmungen, Knieschmerzen und Schweißausbrüchen, haben keine Lust mehr auf Sex oder gar das Leben und verlieren womöglich auch noch ihre gute Figur. Die einen fühlen sich in das Chaos ihrer Pubertät zurückversetzt, die anderen sind überzeugt, dass nun ihr Ende nah ist oder sie als sexuelles Neutrum nur noch unter dem Radar fliegen.

All diese Veränderungen haben mitunter aber gar nicht zwangsläufig mit der hormonellen Umstellung zu tun. Eine Frau wandelt sich jetzt eben auf verschiedenen Ebenen. Dieser Lebensabschnitt fällt oft mit gewaltigen Umbrüchen und Schlusspunkten zusammen: Auf der einen Seite kommt die Freiheit zurück, denn das Kümmern um andere ist nicht mehr so gefragt, weil die Kinder das Haus verlassen. Auf der anderen Seite geht's vielleicht im Beruf noch mal richtig zur Sache, weil frau in ihrem Metier jetzt ein Profi ist, Beziehungen gehen auseinander, neue Liebesgeschichten formieren sich. Die ersten nahestehenden Menschen werden gebrechlich oder erkranken. Wenn die Stimmung deshalb manchmal im Keller ist oder Traurigkeit das Leben verdunkelt, können nicht unbedingt die Hormone etwas dafür.

Lassen Sie uns also gemeinsam auf den nächsten Seiten dieser spannenden Lebens- und Entwicklungsphase auf den Grund gehen. Älterwerden ist schließlich ein Privileg, das in vielen Generationen vorher noch eine Seltenheit war. Deshalb markieren die Wechseljahre heute auch nicht zwangsläufig ein nahes Ende, sondern sind das erfreuliche Zeichen für einen Anfang, und dem wohnt, wie wir dank dem Dichter Hermann Hesse wissen, schon immer „ein Zauber inne". Wie bei allen großen Veränderungen im Leben brauchen Ihr Körper und Ihre Seele jetzt aber auch besonders viel Zuwendung. Aktivieren Sie Ihre körperlichen und seelischen Ressourcen, um diese neue spannende Lebensphase – Ihr Leben als erfahrene, attraktive, gelassene und reifere Frau, die nicht mehr jung, aber längst noch nicht alt ist – aktiv und positiv zu gestalten, damit Sie Ihre vielleicht beste Zeit in vollen Zügen genießen können. Wie das geht, zeigen wir Ihnen ab Seite 28.

Wir haben für Sie in diesem Buch alles Wichtige über Ihre Wechseljahre zusammengestellt, was Wissenschaft, Medizin und Naturheilkunde zu bieten haben. Nutzen Sie die Chance und werden Sie jetzt zu der Frau, die Sie immer sein wollten. Seien Sie lieb zu sich und passen Sie gut auf sich auf!

Hilfe, werde ich jetzt alt?

Selbst vernünftige, im Leben stehende, kluge, lässige Frauen kennen sie: die Angst vor den Wechseljahren und dem damit vermeintlich drohenden eigenen Verfallsdatum. Doch warum ist dieses spannende Lebensjahrzehnt immer noch so gefürchtet? Wir haben doch unsere ersten Wechseljahre in Form der Pubertät auch anstandslos hinter uns gebracht und sind groß geworden. Der Wechsel, der sich in den Jahren vor dem letzten Eisprung in uns anbahnt, hat es auf jeden Fall in sich. Nichtsdestotrotz ist er immer noch ein Tabuthema und ähnlich sexy wie, sagen wir, Reizdarm. Sehen wir uns deshalb jetzt mal genauer an, was an diesen Jahren, die den dritten Akt unseres Lebens einläuten, wirklich dran ist.

IST DOCH KEIN THEMA

Wir leben in widersprüchlichen Zeiten. Einerseits sind sehr viele von uns – also auch diejenigen, die das Handy noch kannten, als man es ausklappen konnte – heute unheimlich mitteilungsfreudig, zeigen und posten, was sie gerade tun, auf Reisen oder zu Hause in der Küche, wie sie dabei aussehen und/oder was sie zum Thema XY meinen. Gerade wir Frauen, ob woke oder nicht so woke, sprechen und tauschen uns gern offen und direkt über unsere Befindlichkeiten und Intimstes aus: über unsere Periode, unsere Schwangerschaften, die Geburten und – natürlich – über Sex. Wir haben *Sex in the City* geguckt, sind Charlotte Roche durch ihre *Feuchtgebiete* gefolgt und haben in der U-Bahn (mit oder ohne Schutzumschlag) *Shades of Grey* gelesen. Wir gehen, wenn wir es wollen, offen und aufgeklärt mit Männern *(Sex in the City)*, Menstruation *(Feuchtgebiete)* sowie BDSM-Praktiken *(Fifty Shades of Grey)* um und haben uns im Vorfeld der Geburten unserer Kinder intensiv auf diese vorbereitet. Außerdem stehen wir moderne Frauen mittleren Alters mitten im Leben, sind sportlich aktiv, beruflich erfolgreich, leben unsere Sexualität aus und sind, sofern wir eine Familie gegründet haben, auch noch aufmerksame Mütter.

Bei einem Thema jedoch hakt es, da werden schätzungsweise genauso viele von uns, die eben noch freimütig und detailreich über ihre Menstruation, Sex und die Geburten ihrer Kinder gesprochen haben, verschämt und geradezu schmallippig. Obwohl es dabei um ein Großereignis im Leben jeder Frau geht. Und obwohl dieses, ähnlich wie unsere Pubertät, die große Liebe, die Geburt eines Kindes, das Ende einer großen Liebe oder der Traumjob die Themen „Menstruation" und „Sex" ohne Weiteres toppen kann: die Wechseljahre. Denn in dieser spannenden Phase entsteht die Folie für unser letztes Lebensdrittel. Wie wir jetzt unseren Alltag gestalten, was wir jetzt entscheiden, welche Veränderungen wir einleiten, wie wir für uns sorgen – all das stellt die Weichen für den Lebensabschnitt, der uns nach den heißen Zeiten erwartet, wenn wir keine roten Ampeln mehr anschreien und keine fünf Tops mehr am Tag durchschwitzen.

TRAU KEINER ÜBER 45

Warum in Sachen Wechsel entweder Sprachlosigkeit oder wahlweise eine erstaunliche Uninformiertheit herrscht, lässt sich nur vermuten. Für die eine Begründung wird tief in die Mottenkiste der Menschheitsgeschichte gegriffen. Sie läuft darauf hinaus, dass wir Frauen, genauso wie natürlich Männer, evolutionär nicht darauf vorbereitet sind, so alt zu werden, wie das heute üblich ist. Der Mensch segnete in Urzeiten, als er es noch nicht so gemütlich hatte wie heute, mit durchschnittlich 30 Jahren das Zeitliche. Die Urzeitfrau lernte die Wechseljahre und ihre möglichen Begleiterscheinungen demnach also gar nicht kennen. Das ging dann offenbar weiter bis in die Zeit der Ritter und Burgen. Auch die durchschnittliche Rittersfrau schrappte haarscharf an den Wechseljahren vorbei. Sie musste sich keine Sorgen um Knieschmerzen und Scheidentrockenheit sowie das Älterwerden machen, weil sie zu diesem Zeitpunkt bereits im Kindbett, wegen Seuchen, Hunger oder Krieg verschieden war.

Diese Die-Wechseljahre-gibt's-doch-gar-nicht-Phase zog sich offenbar noch ein paar Jahrhunderte und Frauengenerationen lang so hin. Noch vor gut 130 Jahren lag das weibliche Durchschnittsalter bei 44. Und bis in die Nachkriegszeit wurde das Thema Wechseljahre nicht größer erwähnt. Trotzdem gab es zu allen Zeiten Frauen, die älter wurden als der Durchschnitt, das waren dann im besten Fall die alten und weisen oder die lieben Großmütter oder manchmal auch die bösen Hexen aus dem finsteren Wald. Die berühmte Heilerin des Mittelalters, Hildegard von Bingen (1098–1179), wurde immerhin 81 Jahre, Königin Elisabeth I. von England (1533–1603) konnte noch ihren 70. Geburtstag feiern, ihre Nachfahrin Victoria (1819–1901) wurde 82 Jahre.

Wir können bei all diesen Frauen mit Fug und Recht davon ausgehen, dass sie es einerseits mit dieser gut zehn Jahre dauernden Phase zu tun bekommen haben und nach ihr auch mehr oder weniger froh und munter weitergelebt haben. Wissen tun wir darüber trotzdem kaum etwas, was daran liegen mag, dass wir heute in unseren Geschichtsbüchern noch immer viel zu wenig über „normale" Frauenleben zu allen Zeiten und die Rollen, die sie Tag für Tag in ihrer Gemeinschaft und ihrer Familie spielen, lesen können. Man findet, wenn man will, zwar eine gut erforschte Kulturgeschichte der Menstruation oder auch der Schwangerschaft und Geburtshilfe im Lauf der Zeiten. Die Wechseljahre kommen aber auch hier nicht vor, genauso wenig wie übrigens jene große andere Zeit des Wechsels im Leben jeder Frau: die Pubertät. Mag vielleicht daran liegen, dass die Geschichtsschreibung über Generationen hinweg Männersache war. Wie hätte also eine Frau von heute – vor diesem historischen Hintergrund – lernen sollen, angemessen mit dem Thema Übergang zum dritten Lebensabschnitt umzugehen?

Aber: Markieren die Wechseljahre denn wirklich unseren finalen Verfall? Schließlich verlieren wir ja jetzt „nur" unsere naturgegebene Fortpflanzungsfähigkeit, erfreuen uns aber bestenfalls, statistisch gesehen, noch eines ganzen Lebensdrittels, das wir mit erfüllenden, beglückenden Momenten anreichern können.

Hat uns wegen dieses Missverständnisses – „das Ende des Eisprungs = das Ende von allem" – niemand beigebracht, mit den Begleiterscheinungen des Wechsels, den Schlafstörungen, der sich gefühlt von Kopf bis Fuß einstellenden Trockenheit und der Inkontinenz fertig zu werden? Haben wir deshalb in der Schule nichts darüber gelernt, dass diese Phänomene, in denen Körper und Seele möglicherweise verrückt spielen und ein Eigenleben entwickeln, zum ganz normalen Leben jeder Frau gehören? Weil es in all der Zeit niemanden gab, der oder besser die etwas Genaues über diesen bemerkenswerten Lebensabschnitt wusste?

ÄLTER WERDE ICH DOCH SPÄTER, ODER?

Vielleicht bannen wir Frauen ja aber auch instinktiv unsere Angst vor diesem „schlimmsten" Lebensjahrzehnt. Nach dem Motto: Wenn wir nicht groß darüber sprechen, findet es auch gar nicht statt. Bleiben wir stattdessen doch einfach so, wie wir sind, und halten die Zeit an. Sollte uns auf dem Weg mal heiß werden, das Herz bis zum Hals schlagen oder die Gelenke einrosten, behandeln wir das wie eine Krankheit, die schon wieder weggehen wird, und thematisieren es aber bitte schön nicht groß. Vielleicht wollen uns Frauen die Wechseljahre daran erinnern, dass wir Menschen sind, die mit jedem Lebenstag mehr zwar älter werden, aber eben gerade jetzt auch die Chance haben, uns ein ganzes Stück weiterzuentwickeln.

Anfang des Milleniums ließ die damals etwa 50-jährige Iris Berben verlauten „Älter werde ich später". Auf dem Cover des gleichnamigen Ratgebers sah sie aus wie gerade 31 geworden und hat sich seither kaum zu ihrem Nachteil verändert. Das spätere Älterwerden war damals ein großes Wort, zumal Schauspielerinnen immer noch zu der Berufsgruppe gehören, der das Altern am wenigsten verziehen wird. Aber: Wie sie ihren Wechsel gemanagt hat, ist das Geheimnis der immerschönen Frau geblieben. Vielleicht war natürlich auch gar nichts. Ratgeber wie diesen – heute nennt man das Thema Anti-Aging – gibt es mittlerweile aus der Feder von vielen Autorinnen, die man anhand ihres jeweiligen Coverbildes in natura an der Supermarktkasse womöglich gar nicht erkennen würde. Sie alle plädieren letztlich für den Verzehr von wenig Kohlenhydraten und viel Bewegung. Daran ist im Übrigen auch nichts auszusetzen, weil sie so gesünder durch ihre Wechseljahre kommen und im Alter fitter sind. Aber am Älterwerden per se ändert sich dadurch natürlich nichts.

Das gleiche Phänomen des Weglassens dieser typisch weiblichen Lebensphase erlebt man derzeit bei der fulminanten Wiederauflage von *Sex and the City*. Die Serie heißt jetzt *And Just Like That,* auf Deutsch in etwa: Und einfach so. Der Titel passt auch gut zum Weglassen, einfach so sehen die ein wenig gealterten Hauptdarstellerinnen wieder toll aus, managen ihr Leben und die Aufgaben, die die Postmenopause so mit sich bringt. Das ist schön anzuschauen und unterhaltsam und macht wirklich Lust auf die Zeit NACH den Wechseljahren. Die in der Mitte ihrer 50er angekommenen Carrie, Miranda und Charlotte tragen jetzt ein bisschen Fältchen (Carrie), graues Haar und Shapewear (Miranda), ein paar sexy Pfunde mehr (Charlotte), aber der Wechsel dahin von jung, wild und sexy auf älter, cool und auch noch sexy wurde vornehm übersprungen. Die Einzige übrigens, die einst, als die drei unzertrennlichen Freundinnen noch vier waren, einen kleinen Ausschnitt aus dem großen weiten Wechseljahresuniversum mit seinen Höhen und Tiefen zeigte, war die ungezähmte Samantha. Mit ihr erlebten wir ein paar Folgen lang, wie auch eine unabhängige, starke Frau von Brustkrebs mitsamt Haarverlust und fliegenden Hitzen erwischt werden kann. Zur Belohnung bekam sie von den Drehbuchautoren einen jüngeren, heißen Liebhaber an ihre Seite geschrieben (noch so ein Tabu), der in all der Zeit nichts von seiner Hingabe verlor. Aber, Tempi passati, das ist schon lange her und die beiden sind diesmal (leider) auch nicht mehr dabei.

Will eine Leserin heute wissen, wie sie lange jugendlich frisch und fit bleibt, findet sie viele kompetente Bücher zu den Themen Gesundheit, ausgewogene Ernährung und Bewegungsprogramme für die verschiedensten Bedürfnisse. Zum cooler älter werden und wie sie ihre Wechseljahre am besten managt, gibt es aber erstaunlich wenig. Jetzt langsam tut sich etwas. Wer möchte, findet Blogs, gute Webseiten und auch unterhaltsame Ratgeber, die unangestrengt offen mit diesem großen Thema umgehen.

EINFACH DARÜBER REDEN

Warum, fragt man sich, gibt es so viele moderne, aufgeklärte, offene Frauen, die sich vor dem Zeitpunkt fürchten, wenn die letzte Regel naht? Möglicherweise liegt es daran: Wir sind nicht mehr ganz jung und noch nicht ganz alt, aber – so haben wir es intuitiv gelernt – es geht jetzt, wo der Zyklus holprig wird und das Nervenkostüm immer dünner, bergab. Diese Einschätzung entstammt einer im Westen üblichen Denkweise, in der wir Menschen uns mit etwa 40 Jahren auf dem Höhepunkt unserer Entwicklung erleben und danach findet immer weniger statt.

Eine Untersuchung der Robert Bosch Stiftung (42) zeigte, dass hierzulande das Alter meist mit mangelnder Leistungsfähigkeit und sinkender Produktivität gleichgesetzt wird – ohne die langjährigen Erfahrungen und Kompetenzen dieser Lebensphase in den Blick zu nehmen. In Norwegen oder Japan ist das anders: Hier bleiben die Älteren lange erwerbstätig und nehmen am gesellschaftlichen Leben aktiv teil, weshalb die Altersbilder in diesen Ländern viel optimistischer ausfallen als bei uns.

Sieht man sich die Daten des letzten Deutschen Alterssurvey (DEAS) an, so erwarten Menschen in der zweiten Lebenshälfte in Deutschland vom dritten Akt ihres Lebens zwar die Möglichkeit zur persönlichen Weiterentwicklung, aber sie fürchten auch körperliche Einschränkungen. Je älter Menschen werden, desto eher geben sie an, dass sie die körperlichen Verluste als typisch für das Älterwerden empfinden. Mit 50, so scheint in unserem Kulturkreis mitunter noch die stillschweigende Übereinkunft zu lauten, wird vor allem eine Frau zwangsläufig zum Schatten ihrer selbst, sexuell weit unterhalb der Wahrnehmungsschwelle. Das ist natürlich Quatsch. Hier können wir uns von anderen Kulturen inspirieren lassen. In der TCM, dem jahrtausendealten Heilsystem der Chinesen, dem wir zum Beispiel die Akupunktur zu verdanken haben, stehen die Wechseljahre der Frau nicht für einen Prozess, der einen unendlichen Verlust markiert, sondern den einer Bereicherung. Jetzt muss die Frau nicht mehr jeden Monat menstruieren, womit ihr jedes Mal auch ein Teil ihrer Lebensenergie verloren geht. Frauen gewinnen jetzt auf der ganzen Linie, an Reife und an Weisheit. Und wenn Beschwerden auftreten, so die TCM, dann liegt das an einem energetischen Ungleichgewicht, das meist durch den Lebensstil bedingt ist. So kommen Frauen auch dem Ziel näher, auf gesunde Weise alt zu werden. Und dieses gilt in Asien als höchstes Glück, wie in anderen Kulturkreisen auch. Nur sind die Sichtweisen und die Wege, wie man das erreichen kann, eben sehr unterschiedlich.

Wir plädieren deshalb unbedingt für einen offenen Umgang mit dem Thema Wechseljahre und einen positiven Zugang. Sie werden deshalb in diesem Buch auch sehr viele ärztliche Empfehlungen finden, die eine „weiblichere" Medizin spiegeln. Sie sind auf die Bedürfnisse von Frauen abgestimmt, die einerseits gewohnt sind, ihr Leben in die Hand zu nehmen, und andererseits gut auf sich achten möchten, indem sie natürliche Behandlungsmethoden bevorzugen, die die Selbstheilungskräfte aktivieren und keine unerwünschten Nebenwirkungen haben.

Eine prominente Mitstreiterin in puncto Gesellschaftsfähigkeit der Wechseljahre ist die ehemalige US-amerikanische First Lady, Rechtsanwältin und Bestsellerautorin Michelle Obama. Auch sie hat sich deutlich für mehr Offenheit im Umgang mit dem Thema Wechseljahre ausgesprochen. Das sei nicht nur für Frauen wichtig, sondern auch Männer könnten dabei viel lernen. Es sei ein großes Problem, dass Frauen Symptome verschweigen und/oder sich für sie schämen würden. Besonders am Arbeitsplatz sollte die Situation von Frauen in den Wechseljahren berücksichtigt werden, genauso wie es mit schwangeren Frauen gehandhabt wird. Möglicherweise ändert sich hier langsam etwas mit mehr Chefinnen und Abteilungsleiterinnen in Unternehmen. So hat die Zahl der weiblichen Führungskräfte und Managerinnen in den vergangenen Jahren deutlich zugelegt. In den *Fortune 500,* das sind die 500 umsatzstärksten Unternehmen in den USA, gibt es heute mehr weibliche CEOs als je zuvor. Solche Frauen sind wichtig und je mehr Frauen in Führungspositionen sind, desto mehr nimmt auch das Bewusstsein für die Wechseljahre zu, denn sie sind in dem Alter, in dem sie typischerweise im Management aufsteigen. Untersuchungen von Arbeitspsychologen aus England zeigen allerdings auch die besorgniserregende Entwicklung, dass jede vierte aus dieser Altersgruppe in Erwägung zieht, ihre Karriere zu beenden, die Arbeitszeit zu reduzieren oder einen schlechter bezahlten Job anzunehmen, weil sie sich nicht verstanden fühlt in ihrer Situation. Wenn Frauen in ihren Wechseljahren aber weiter im Job erfolgreich performen können, wirkt sich das nicht nur auf ihr Wohlbefinden aus, sondern auch auf die Leistung des Unternehmens. Für Betriebe kann es sich also nur auszahlen, wenn sie erfahrene Angestellte halten, sie motivieren und ihnen ein Arbeitsumfeld bieten, das sie und ihre Bedürfnisse ernst nimmt.

Eine Handvoll Unternehmen bietet mittlerweile ihren Mitarbeiterinnen in den Wechseljahren eine auf diese Lebensphase zugeschnittene Gesundheitsförderung an. So hat die britische Niederlassung der Santander Bank sogar schon 2019 mit gezielten Informationsveranstaltungen für die Belegschaft begonnen, damit Mitarbeiterinnen keine Bedenken haben, über Beschwerden zu sprechen, und keine verunsichert sein muss. Ein kleines Licht am Ende des Tunnels.

Natürlich sind heute Frauen zwischen 50 und 60 viel präsenter und jugendlicher als ihre Omas oder auch Mütter. Trotzdem ist es wichtig, dass sie besonders in der Zeit davor, im Wechsel, Aufmerksamkeit und Empathie erfahren, damit sie in der Zeit danach stark und cool bleiben. Was dabei hilft: darüber reden, sich schlaumachen und sich austauschen über seine Erfahrungen, hilfreiche Mittel und Maßnahmen und eine unaufgeregte, aber unbedingt offene Sichtweise. Wir sind nicht allein mit unseren Knieschmerzen, klatschnassen Blusen oder Depressionen. Und wir sind schon gar nicht die große Ausnahme. Auch ein ganz natürlicher Prozess kann das Leben auf den Kopf stellen. Am Ende dieser heißen Zeit steht auf jeden Fall etwas Gutes: Sie haben sich noch mal neu kennengelernt, im besten Fall auch neu mit sich selbst angefreundet und blicken auf eine spannende und bereichernde Lebensphase zurück.

ES IST NUR EINE PHASE, HASE

Natürlich können die weiblichen Wechseljahre in ihrer Absolutheit und Unumkehrbarkeit beängstigend sein. Es lässt sich eben (noch) nicht rückgängig machen, dass unser Eizellvorrat in den Eierstöcken irgendwann alle ist und unser Körper infolgedessen nach und nach die Produktion mancher Hormone zurückfährt. Weil Hormone aber extrem wichtige Mitspieler sind, was unser Wohlbefinden und unsere körperliche wie geistige Gesundheit anbelangt, bekommen wir dieses Gefälle auch in jeder Zelle zu spüren. Die biologische Botschaft dieser Phase dahinter lautet, dass wir langsam in die Zeit unseres Lebens hinüberwechseln, in der wir keine Kinder mehr bekommen können.

Es kann auch etwas Befreiendes haben, wenn man nicht mehr schwanger werden und Kinder gebären kann. Viele Frauen empfinden es als großes Plus, vor allem, wenn sie schon Nachwuchs großgezogen haben, dass sie und ihre Partner sich endlich keinen Kopf mehr um Verhütung machen müssen. Wobei: gut aufgepasst! Denn es kann durchaus auch passieren, dass eine Frau in ihren frühen 50ern tatsächlich noch mal schwanger wird, weil die Hormone Achterbahn gefahren sind. Und es gibt natürlich heute auch immer mehr Frauen, die sich aus unterschiedlichen Gründen den Kindersegen für diese

Lebensphase aufgehoben haben und sich dafür jetzt medizinische Unterstützung suchen, denn ohne die geht es in diesem Alter kaum noch (mehr dazu auf Seite 77).

KRAFTGESCHENK

Ich hatte seit vielen Jahren mächtig Respekt, ja fast schon Angst vor den anstehenden Wechseljahren. Zu viele Horrorgeschichten vonseiten meiner Patientinnen – ich bin Physiotherapeutin – oder aus dem Freundeskreis haben diese Angst immer größer werden lassen. Ich habe angefangen, mir richtig Sorgen zu machen. Wo und wann würde bei mir die Uhr stillstehen? Ich hatte bereits jahrelang mit prämenstruellen Symptomen gekämpft, und meine Pubertät war auch kein Zuckerschlecken gewesen. Wie würde der Wechsel für mich stattfinden? Was käme als Erstes? Geht alles ganz langsam oder merke ich gar nichts? Alles falsch. Bei mir kam er über Nacht, ohne Vorwarnung, ohne Symptome! Ausgelöst durch ein Schockerlebnis stoppte mein Zyklus am Tag X. Es gab keine Vorboten, keine verlängerten oder verkürzten Menstruationszyklen. Ich rauschte von einem jahrelang regelmäßigen 28-Tage-Zyklus ins plötzliche, ungeahnte Ende meiner Fruchtbarkeit.

Das Erstaunliche daran war aber nicht nur dieses abrupte Ende, sondern der unglaubliche Energieschub, den ich verspürte. Es fühlte sich an, als würde der Körper die Kraft, die er für jeden Monatszyklus in all den Jahren eingesetzt hat, mir nun zur freien Verfügung stellen. Ich war voller Tatendrang und Kreativität. Kein verschwitztes Shirt, keine Gelenkbeschwerden, im Prinzip ein Sprung in eine kraftvollere Zeit.

Als ich anfing, meine Geschichte und meine Erfahrungen anderen zu erzählen, stellte ich fest, dass es doch ziemlich viele Frauen gibt, die den Wechsel genauso erlebt haben oder erleben. Klar, manche mit etwas Hitzewallungen und Schlafstörungen. Aber viele nahmen die Zunahme an Kraft und Kreativität ebenfalls wahr. Leider wird darüber viel zu wenig gesprochen und geschrieben. Wir bekommen leider immer nur die Horrorstorys zu hören …

Julia, 47 Jahre

FREIES SPIEL

Ihre Wechseljahre erlebt jede Frau unterschiedlich, bei der einen dauern sie länger, bei der anderen sind sie kürzer. Auch wenn im Körper die gleichen Prozesse stattfinden, so erlebt jede Frau diese Phase in einer anderen Intensität, und jede kann anschließend, wenn die Phase vorbei ist, ihr ganz eigenes Buch darüber schreiben. Deshalb hilft es auch wenig, bei der eigenen Mutter oder Großmutter nachzufragen. Natürlich mag es eine bestimmte familiäre Neigung zu bestimmten Malaisen geben, das heißt aber noch lange nicht, dass diese schicksalhaft sind und sich Hitzewallungen von einer Frauengeneration auf die nächste vererben. Wie wir leben, was wir essen und trinken, ob wir uns genug bewegen, ob wir unser Leben mögen und es sinnhaft finden, ob wir positive Beziehungen zu anderen Menschen haben oder solche, die uns eher belasten, all das hat im Zusammenspiel mit unserer Persönlichkeit und Lebenserfahrung viel mehr Einfluss auf unsere Wechseljahre, ob sie uns Probleme machen oder eher nicht, als Vererbung.

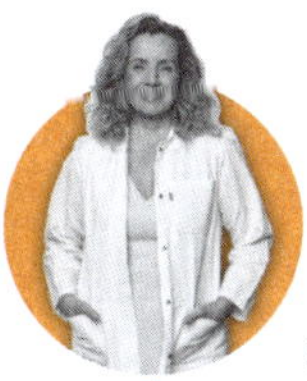

KEIN WECHSELJAHRESSTREBERTUM!

Es gibt Frauen, die haben keine Wechseljahresbeschwerden. Als Ärztin kann ich dazu nur sagen, dass sie weder über besondere Tricks verfügen, um mit dieser Phase geschmeidiger umzugehen, noch dass sie belastbarer als andere sind. Frauen, die Symptome entwickeln, sollten daher nicht als Sensibelchen oder wehleidig abgetan werden. Sie erleben den Wechsel mit Haut und Haar! Darüber hinaus kann es vorkommen, dass Frauen lange Zeit gar keine Beschwerden haben und dann plötzlich über Nacht wie von einem Tsunami von ihnen überrollt werden. Es gibt also Frauen OHNE und Frauen MIT Wechseljahresbeschwerden. Beides ist völlig normal.

Der Zeitpunkt um Ihre letzte Regel markiert ganz deutlich den Eintritt in Ihre dritte und – ja, das ist sie auch – letzte Lebensphase. Und die ist auch noch mal richtig lang, denn seit einigen Generationen erfreuen sich immer mehr Frauen (und natürlich auch Männer) dank der verbesserten medizinischen Versorgung und zunehmenden Wohlstands einer deutlich längeren Lebenserwartung. In den vergangenen 120 Jahren hat sich diese eben mal verdoppelt. Heute werden wir Frauen im Durchschnitt 83 Jahre alt und haben damit – nach den Wechseljahren – richtig viel Zeit, um so cool zu sein wie nie in unserem Leben.

PUBERTÄT 2.0

Genau genommen wissen Sie schon, was auf Sie zukommt. Denn jede Frau geht zweimal durch die Wechseljahre. Das erste Mal damals, als Sie von der munteren Neunjährigen zu einem schlechte Stimmung verbreitenden Teenager herangereift sind und Ihr Körper geschlechtsreif wurde, Sie also in die Lage versetzt wurden, Nachwuchs auszubrüten. Das zweite Mal steht an, wenn Sie diese Geschlechtsreife wieder verlieren. Mit den Wechseljahren verbinden wir meistens Schweißausbrüche, die bekannte schlechte Stimmung und die letzte Regelblutung. Dabei gibt es noch weit mehr Begleiterscheinungen dieser Zeit, die wir oft gar nicht damit in Beziehung setzen. Denn die Wechseljahre kommen nicht von einem Tag auf den anderen, sie ziehen sich genauso wie die Pubertät ganz allmählich dahin und beginnen schon viele Jahre vor dem Ausbleiben der Periode. Der Körper muss sich an diese Veränderungen des Klimakteriums, wie die Phase auch genannt wird, erst gewöhnen. Dazu hat er ein paar Jahre Zeit, denn der Prozess findet normalerweise zwischen dem 45. und 60. Lebensjahr statt. 75 Prozent aller Frauen entwickeln in dieser Zeit laut der sogenannten SWAN-Studie in den USA (48) Wechseljahresbeschwerden, die durchschnittlich 7,4 Jahre anhalten.

Musste Ihr Körper in den ersten Wechseljahren vom Mädchen zur geschlechtsreifen jungen Frau lernen, sich auf die vermehrte Produktion von Geschlechtshormonen einzustellen und ein gesundes Maß zu finden, so muss er sich jetzt daran anpassen, dass die Hormonproduktion verringert wird. Körper und Seele haben damals auch einiges mitgemacht, bis alles wieder im Lot war. Vielleicht erinnern Sie sich, dass Sie sich regelrecht von Ihrem Körper überrumpelt fühlten, als Ihre

Brüste plötzlich wuchsen, Sie Pickel bekamen, Haare an Stellen auftauchten, wo sie nicht hinsollten, und Sie schließlich das erste Mal bluteten. Die Stimmung war auch nicht gut, Sie wussten nicht, wohin mit sich, fanden sich vielleicht nicht so toll wie andere Mädchen, waren provokativ, trotzig und zogen sich zurück, wenn Ihnen alles zu viel wurde. Irgendwann aber hatte sich dann alles eingependelt, und aus dem zerzausten Entlein wurde ein wunderbarer Schwan.

Dass eine erwachsene Frau dann noch mal eine solche fundamentale Veränderung durchlebt und sich so ähnlich fühlt wie damals, hat sich die Natur aber nicht aus einer bizarren Laune heraus einfallen lassen, um Frauen ein paar Jahre lang erneut so richtig ans Limit zu bringen, sondern, weil es biologisch absolut Sinn ergibt. Unser Frauenkörper kann nur so lange Kinder bekommen, dass uns danach noch ausreichend Zeit bleibt, unsere Kleinen an den Start zu bringen. Das dauert bei Menschen erfahrungsgemäß ganz schön lang, auf jeden Fall länger als bei Vogel- (zwei bis vier Wochen) oder Pottwalbabys (15 Monate). Ein Menschenkind ist zwar mit etwa 13 Jahren geschlechtsreif, bis es erwachsen ist, kann das allerdings noch eine ganze Weile dauern. Man geht heute davon aus, dass sich die Adoleszenz bis Ende der 20er-Jahre hinzieht. Dann ist das Kind unter Umständen erwachsen, wenn seine Mama ihre zweite Pubertät durchlebt… Fakt ist, dass sich unsere Lebenserwartung im Lauf der Evolution massiv erhöht hat und damit auch die Zahl der Menstruationszyklen einer Frau. Wo die Evolution allerdings noch hinterherhinkt, ist bei der Verschiebung der Menopause nach hinten. Frauen mit 40 oder 45 sind heute wesentlich fitter als in vorangegangenen Generationen, weshalb ein Kinderwunsch in diesem Alter nichts Besonderes ist.

AUF GEHT'S!

Wir steuern in den Wechseljahren dem Höhepunkt unserer persönlichen Entwicklung entgegen. Allerdings ist der Aufstieg dahin manchmal mühsam und nichts für Menschen mit Höhenangst. Deshalb heißt diese Phase auch „Klimakterium“, aus dem Griechischen: klimax. Das wird etwas ungelenk übersetzt mit „schräg ans Haus gelehnte Leiter“.

Der Wortstamm wurde später ins Lateinische integriert. Hier hat der Begriff „climacterius“ noch eine weitere Bedeutung gewonnen, nämlich „Wendezeit“ oder „Krisenzeit“. In den Jahren zwischen 45 und 60, zwischen denen Medizinerinnen und Mediziner die Wechseljahre ansiedeln, ist meist jede Menge los: Kinder werden erwachsen oder kommen in die Pubertät, die eigenen Eltern werden gebrechlicher und schutzbedürftiger, Freundinnen gehen, neue kommen, im Job wird noch mal ein neues Kapitel aufgeschlagen, in der Partnerschaft vielleicht auch, weil sich eine Beziehung überlebt hat. Wir entwickeln uns also weiter in dieser Zeit, Sprosse für Sprosse geht es ein Stück nach oben, bis wir das Dach oder Plateau erreicht haben. Das kann mitunter ganz schön Angst machen und einem die Schweißperlen auf die Stirn treiben.

Aber irgendwann haben wir es geschafft und sind in Sicherheit, haben die eine oder andere Krise gemeistert, eine neue Lebensstufe erklommen und sind vielleicht sogar richtig stolz darauf, was wir jetzt schon wieder gewuppt haben nach Karriere aufbauen, eventuell Kinder gebären und vielleicht auch noch eine Familie managen.

Schauen wir uns deshalb einmal an, was während des Wechsels so alles los ist. Die Veränderungen im Körper und auch die Stimmungswechsel von himmelhoch jauchzend, zu Tode betrübt können zwar manchmal nerven oder sogar anstrengen und einen selbst sowie die Menschen um einen herum bis an die Grenzen bringen – manchmal machen sie sich ja auch gar nicht groß bemerkbar –, aber Sie sollten bei alledem nie vergessen, dass dieser neue Lebensabschnitt für Sie letztlich auch eine neue Freiheit beinhaltet. Irgendwann müssen Sie kein zweites Top mehr mit in die Arbeit nehmen und Sie müssen auch nicht mehr die Ampel anschreien, nur weil sie gerade auf Rot steht. Stattdessen wird richtig Ruhe einkehren, in Ihrem Körper und auch in Ihrer Seele, wie Sie an Ihrer Stimmung merken werden. Ihr Hormonspiegel hat sich dann auf ein Niveau eingestellt, das dem vor Ihrer Pubertät entspricht. Und jetzt denken Sie einfach mal daran, wie Sie waren, bevor es mit den Hormonen losging. Freuen Sie sich darauf! Und: Reden Sie darüber, wie Sie diese Jahre erleben. Die Zeit des Wechsels ist eine spannende Zeit.

Das Wechseljahre-Drehbuch

Die weiblichen Eierstöcke sind die einzigen Organe, die es sich leisten, in Frührente zu gehen. Das bringt einiges an Umstellungen mit sich. Weil jede Frau anders ist, geht ihr Körper auch entsprechend individuell damit um. Deshalb ist jede von uns nicht nur Regisseurin des eigenen Lebens-Drehbuchs, sondern auch das ihres Wechseljahre-Drehbuchs, das eine ganz eigene Geschichte erzählt. Die Hauptrollen in dem Plot, der sich über mehrere Jahre hinweg in mehrere Phasen untergliedert, spielen unsere Geschlechtshormone, allen voran Östrogen und Progesteron. Aber es gibt noch andere Player, die die Wechseljahre zu einem einzigartigen Selbsterfahrungstrip machen.

FLOWERPOWER

Als Gynäkologin erlebe ich natürlich in erster Linie die Frauen, denen die Wechseljahre in irgendeiner Form zu schaffen machen, weil sie vielleicht nicht mehr so leicht ein- oder durchschlafen, weil sie Schmerzen beim Pipimachen haben oder weil sie tröpfeln, wenn sie husten, oder auch, weil Sex seit Neuestem schmerzhaft ist. Es gibt aber gar nicht so wenige Frauen, die spüren keinerlei psychische und physische Veränderungen und erleben diese Lebensphase deshalb nicht nur beschwerdefrei, sondern auch absolut positiv. Das liegt unter anderem daran, wie wir in den wohlhabenden Ländern dieser Welt heute leben und wie sich das Rollenbild von Frauen in den Wechseljahren verändert hat.

Eine 50-jährige Frau von heute entspricht in vielerlei Hinsicht nicht mehr einer 50-Jährigen von vor 20 oder 30 Jahren. Heute steht sie in diesem Alter in der Blüte ihres Lebens, sieht jung und gut aus und fühlt sich auch so. Während früher der 50. Geburtstag die Zeit als alte Frau einläutete und damit auch Schluss mit schmalen Röcken und Kleidern war – gefühlt auch mit dem Sexleben –, hat sich das völlig verändert. Das Leben geht heute nicht nur weiter nach 50, es bleibt auch spannend. Frauen mit 50 sehen aus wie 40, 40-Jährige gehen eine gute Weile als knapp über 30-Jährige durch und das auch ohne Nachhilfe mit Botox & Co. Die Zahl der gelebten Jahre ist nicht länger der einzige Maßstab für das Alter. Um durchschnittlich elf Jahre jünger empfinden sich Frauen nach den Wechseljahren, das hat eine Untersuchung an der Universität Klagenfurt (27) gezeigt, die im *Journal für Psychologie* veröffentlicht wurde. 99 Teilnehmerinnen wurden dazu befragt, wie jung sie sich fühlten. Während ihr biologisches Durchschnittsalter 58 Jahre betrug, lag „der Mittelwert des gefühlten Alters“ bei 47.

HALLO, GUTE JAHRE!

Eine Frau in den Wechseljahren hat heute viel mehr Lebenszeit vor sich als alle Frauengenerationen zuvor. Nach dem 50. Geburtstag kann sie sich noch auf weitere 34 Jahre freuen, wenn alles gut läuft und sie gesund und fit bleibt. Zum Zeitpunkt der Menopause befindet sie sich also bestenfalls in ihren mittleren Jahren. Das waren vor zwei Generationen noch die 30er, damals hieß es noch „Trau keinem(r) über 30“. Aber selbst, wenn Ihre Kinder Sie jetzt mit Mitte 40 oder 50 – das ist die neue Mitte des Lebens – schon zur Großmutter machen sollten, so sind Sie vermutlich eine dynamischere, wahrscheinlich berufstätige und mitten im Leben stehende Oma, verglichen mit einer gleichaltrigen Frau von vor 30 Jahren, die nach einem Leben voller Kinder, Küche und Kirche aus selbigem hinauskatapultiert wurde. Möglich macht diesen Wandel des Rollenbilds und der Gesellschaft der Wohlstand in den westlichen Ländern und eine sicherere Umwelt. Sie ermöglichen uns allen ein längeres Leben.

Die moderne Medizin tut ihr Übriges, damit wir lange gesund bleiben, auch wenn uns Krankheiten erwischen, die sich in diesen mittleren Jahren statistisch häufen. Dazu gehören Bluthochdruck, Typ-2-Diabetes und auch Krebs, die dank der modernen Medizin in den allermeisten Fällen gut behandelbar sind und das Leben nur wenig oder vorübergehend stressen. In den Wechseljahren erleichtert sich manche Frau deshalb ihr Leben, indem sie sich in Beratung mit ihrer Frauenärztin für eine Hormonersatztherapie (HET) entscheidet. Andere brauchen sie nicht, wieder andere lassen lieber die Finger davon und machen ohne weiter, achten aber zum Beispiel besser auf ihren Lebensstil. Denn heute wissen viele Frauen mehr über eine gesündere Lebensweise mit einer ausgewogenen Ernährung, die auf die Bedürfnisse ihres Körpers zugeschnitten ist, und wie wichtig es ist, sich regelmäßig in der Natur oder im Fitnessclub auszupowern.

Darüber hinaus fühlen sich gar nicht mal wenige Frauen sogar so gut, dass sie mit zunehmendem Alter mit sich selbst bestens klarkommen und sich in einem komfortablen Single-Leben einzurichten wissen. Eine Studie der Universität von Padua (50), die 2016 im US-Fachmagazin *Journal of Women's Health* veröffentlicht wurde, zeigte, dass die hier befragten Mittsechzigerinnen viel weniger Stress hatten, eine größere Erfüllung im Job fanden und außerdem engere Beziehungen zu Familie und Freunden pflegten als diejenigen, die in einer Beziehung steckten. Aber das nur by the way …

COOL AGING

Trotz dieser angenehmen Perspektiven haben manche Frauen zum Thema Älterwerden unklare Vorstellungen und widersprüchliche Gefühle. Das hängt, wie Untersuchungen gezeigt haben, allerdings auch stark vom kulturellen Hintergrund ab. Manche Unsicherheit klärt sich im Gespräch mit der Frauenärztin oder dem Frauenarzt, wenn eine Frau erfährt, wie völlig normale Begleiterscheinungen der Wechseljahre-Lebensphase aussehen können. Dazu gehört zum Beispiel das Gefühl, nicht mehr so durchpowern zu können, unter Umständen genauso wie die mangelnde Fähigkeit, eine Nacht lang gut durchzuschlafen. Mir ist es im Gespräch mit meinen Patientinnen immer sehr wichtig, dass sie das Älterwerden als natürlichen Vorgang begreifen, der erst mal nicht wehtut, sondern vor allem spannend ist. Je nachdem, wie gut wir auf uns achten, ob wir körperlich und geistig aktiv sind und uns gesund ernähren, können wir diesen Prozess beschleunigen oder verlangsamen. Und wir können ihn intensiv und positiv erleben, indem wir uns weiterentwickeln, Erwartungen anders priorisieren, Emotionen und Beziehungen loslassen, die nicht mehr gut für uns sind, und insgesamt das Leben weitsichtiger und lockerer nehmen.

Die Jahre, die uns jetzt noch bleiben, nutzen wir sie doch so, dass sie uns guttun. Und das können Sie ganz frei und aus dem Bauch heraus selbstbewusst entscheiden, Sie haben nämlich schon jede Menge Lebenserfahrung gesammelt. Jetzt liegt, wie der Mediziner und Kabarettist Eckart von Hirschhausen mal geschrieben hat, „mehr hinter Ihnen als vor Ihnen“. Das ist eine Riesenchance. Je offener und neugieriger Sie mit diesem Prozess umgehen, den die Wechseljahre biologisch einläuten, indem die Eierstöcke in Rente gehen und damit die Hormonproduktion heruntergefahren wird, umso leichter fällt es, ihn zu akzeptieren. Älter werden wir jeden Tag, das heißt aber nicht, dass wir uns von unserer Weiblichkeit verabschieden sollten, nur weil unsere Fruchtbarkeit zu Ende geht. Sagen Sie Ihren Eierstöcken also leise „ciao“ und bedanken Sie sich bei ihnen im Geiste, wenn Sie all die Jahr gut miteinander klargekommen sind. Wenn Ihr Verhältnis zwiegespalten war, weil Ihre Regel vielleicht oft unangenehm war oder

Sie unter prämenstruellen Symptomen (PMS) litten beziehungsweise unter allem, was mit Ihrer Fruchtbarkeit zusammenhing, dann tun Sie es wahrscheinlich noch leichteren Herzens.

WILLKOMMEN IM CLUB

Die Beschwerden, die Frauen treffen können in den Wechseljahren, kannte ich bisher nur aus Zeitschriften beim Friseur. Meine Großmutter hat nie über diese Beschwerden gesprochen, aber das lag wohl auch daran, dass sie sehr früh aufs Altengleis geschoben wurde. Meine Mutter ist schon relativ jung, mit 62 Jahren, gestorben, ich kann sie nicht mehr fragen, wie sie diese Zeit eigentlich erlebt hat. Meine beste Freundin hat mich dafür monatelang mit ihren Wechseljahren und Horrorstorys unterhalten: Von schlaflosen Nächten bis zum Libidoverlust war alles dabei. Ich habe oft eher belustigt und manchmal auch bedauernd zugehört. Wechseljahre waren für mich, obwohl wir dersel be Jahrgang sind, kein Thema. Außerdem hatte ich für „so was" auch echt keine Zeit. BIS JETZT. Denn jetzt geht's auch bei mir so richtig los. Letzte Woche sollte ich bei einer Vorstandssitzung die Zahlen zum Jahresabschluss präsentieren. Das mache ich jedes Jahr, eigentlich also Routine. Nur dass ich diesmal mitten in der Präsentation einen Schauer am ganzen Körper gespürt habe, mein Kopf wurde knallheiß und wahrscheinlich knallrot. Kurze Zeit später rann mir der Schweiß den Nacken hinunter, meine Bluse war nass, mein Herz raste. Ob es jemand bemerkt hatte? Natürlich! Jeder im Raum. Keiner hat etwas gesagt oder gelacht, aber am Ende auf dem Flur hat mich eine befreundete Kollegin in den Arm genommen und gesagt: „Ja, jetzt bist du drin, im Wechsel! Mach dir keinen Kopf. Augen zu und durch." Das will ich aber nicht. Das bin ich nicht. Ich weigere mich, durch irgendetwas durchzumüssen, und lasse mich von meinen Hormonen nicht einfach so fremdbestimmen. Also habe ich einen Termin bei meiner Frauenärztin vereinbart. Da ich nicht rauche, wenig Alkohol trinke, jogge, schwimme und mich vernünftig ernähre, gibt es an meinem Lebensstil kaum etwas zu ändern. Eine Hormonersatztherapie möchte ich nicht durchführen, da habe ich

Angst vor Krebs. Dafür habe ich mir einmal die Woche für 90 Minuten eine Yoga-Session gegönnt und mein Arbeitspensum auf 40 Stunden die Woche reduziert. Yoga habe ich wieder aufgehört, das mit dem Atmen war dann doch nicht meins. Laufen und Schwimmen sind viel eher meine Favoriten. Ein pflanzliches Mittel, das mir meine Frauenärztin verschrieben hatte, half anschließend auch, nachdem sich die Hitzewallungen teilweise deutlich verschlimmert hatten.

Susa, 49 Jahre

IN DEN HAUPTROLLEN

Damit Sie wissen, was bei Ihnen hinter den Kulissen alles los ist und warum Sie plötzlich vielleicht Zwischenblutungen bekommen und/ oder Ihnen zur Unzeit heiß wird, obwohl die Außentemperaturen pullitauglich sind, werfen wir erst mal einen Blick auf die Substanzen, von denen auf den letzten Seiten schon hie und da die Rede war: „die" Hormone. Schon in den Jahren vor den eigentlichen Wechseljahren verändert sich die Hormonproduktion in Ihren Eierstöcken. Jetzt entwickelt sich bereits der Plot, wie sich Ihr persönliches Wechseljahre-Drehbuch gestalten wird.

Diese Phasen haben verschiedene Bezeichnungen. Sie ergeben sich aus den in dieser Zeit häufig auftretenden körperlichen und psychischen Symptomen, wobei jede Frau unterschiedliche Erfahrungen macht, sowie dem Zeitpunkt der letzten Regelblutung. Dabei können einige Symptome dabei sein, die Sie nie im Leben den Wechseljahren zuordnen würden, zum Beispiel, dass Sie sich nicht mehr an den Namen des Bundespräsidenten erinnern können, dass Ihr Mund trocken ist oder dass Sie vor lauter Niedergeschlagenheit daran denken, dass sich Ihre Beziehung nun wohl endgültig überlebt hat und Sie die Scheidung einreichen. Regiert werden diese Phasen von verschiedenen Hormonkonstellationen und von Botenstoffen, die nichts mit den Geschlechtshormonen zu tun haben, sondern zum Beispiel aus der Schilddrüse oder den Nebennieren stammen. Trotzdem sind Sie Ihren Hormonen niemals hilflos ausgeliefert. Denn auch das Leben, das Sie führen, wirkt immer auf die Produktion der Hormone. Dazu gehört, wie Sie sich ernähren, ob Sie ausreichend trinken, ob Sie Ihre Tage mehr im Sitzen oder aktiv verbringen, wie erholsam Ihr Schlaf ist und natürlich auch, wie Sie es mit dem Rauchen und dem Genuss von Alkohol halten.

Der Dreh- und Angelpunkt der Wechseljahre ist die letzte Regelblutung. Ungefähr die Hälfte der Frauen hören mit 52 Jahren auf zu menstruieren. Ein Drittel von ihnen durchläuft diese Phasen völlig beschwerdefrei und ist in wenigen Monaten „durch". Bei einem weiteren Drittel der Frauen dauern sie mit leichten Beschwerden mehrere Jahre. Hier helfen ein gesunder Lebensstil und bei bestimmten Symptomen auch Naturheilmethoden, um im körperlich-seelischen Gleichgewicht zu bleiben. Davon werden Sie auch viele in der Praxis erprobte Empfehlungen in diesem Buch finden. Einem Drittel der Frauen machen die Wechseljahre so zu schaffen, dass sie ärztliche Unterstützung benötigen. Das nennt man dann Symptome mit Krankheitswert. Aber auch dann können Sie einiges für sich tun, damit es Ihnen besser geht.

Ob und in welchem Ausmaß eine Frau in diesem heißen Lebensjahrzehnt Beschwerden entwickelt, kann kein Mensch voraussehen. Die Zeit der Wechseljahre trifft außerdem häufig mit vielen äußeren Ereignissen zusammen, die damit zusammenhängen, wie Sie Ihr Leben bislang gestaltet haben. Das kann das Leben in diesen mittleren Jahren noch zusätzlich auf den Kopf stellen neben Kinderwunsch, Kleinkindern, Pubertieren, Jobwechsel, Partnerwechsel, pflegebedürftig werdenden Eltern oder auch allem auf einmal. Ich betone zwar immer wieder, dass keine Frau durch die Wechseljahre „durchmuss", so wie es lange Jahre hieß. Denn jede von uns kann gut für sich sorgen und etwas für sich tun oder sich auch von ihrer Ärztin helfen lassen, wenn es mal nicht so gut läuft.

Die Wechseljahre sind kein Tunnel, nur können sich die Hormone als Chefinnen im Ring viel stärker bemerkbar machen als sonst. Tatsächlich sind all diese Substanzen überaus machtvoll, obwohl sie fast unsichtbar sind, nur kurz am Leben, hingegen aber erstaunlich effizient. Kaum losgelassen, sausen sie über den Blutstrom an ihre Zielorte – spezielle Körperzellen – und geben hier ihre Befehle. Die betreffen alles, was bei einer Frau und natürlich auch bei einem Mann so läuft – den Herzschlag, den Hunger, die Schlafphasen, wie gut oder schlecht wir Stress wegstecken, die Stimmung, die Fortpflanzung und wie wir uns entwickeln.

HEIMLICHE CHEFINNEN

Erst seit gut hundert Jahren weiß man überhaupt, dass es diese im Körper gebildeten Miniboten überhaupt gibt. Endokrinologie ist der medizinische Fachbegriff für die Wissenschaft, die sich insbesondere mit den endokrinen Drüsen (das sind Drüsen, die ihre Wirkstoffe in den Körper abgeben) und ihren Produkten (Hormonen) befasst. Schließlich werden immer noch weitere Hormone entdeckt und entschlüsselt. Hormone werden von Drüsen oder Geweben direkt ins Blut abgegeben oder entfalten ihre Wirkung in den Zellen, in denen sie gebildet wurden. Dabei produziert unser Körper etwa hundert bislang bekannte Botenstoffe, vom Alarmhormon Adrenalin über sämtliche Geschlechtshormone mit ihren Sonderfunktionen bis zum Hormon TSH, das die Schilddrüse anregt. Wissenschaftler vermuten, dass noch weitaus mehr Hormone in unserem Körper wirksam sind. Jedes davon hat einen anderen Job. Ohne sie läuft überhaupt nichts im Körper. Gäbe es sie nicht, kämen in Nullkommanichts alle Organfunktionen zum Erliegen. Ein menschliches Leben mit all seinen Entwicklungs- und Reifephasen wäre ohne diese Minikommunikatoren nicht denkbar. In Zusammenarbeit mit dem Nervensystem steuern diese Substanzen jeden Stoffwechselvorgang, die Entwicklung der Babys im Mutterleib, eines Mädchens zur Frau (und eines Jungen zum Mann) und nicht zuletzt der erwachsenen Frau zur coolen älteren Frau. Außerdem greifen Hormone tief in unser Innenleben ein.

In erster Linie dienen sie als Botenstoffe, jedes mit seinem speziellen Auftrag an Bord. Millionstel Gramm davon genügen, um am Zielort die gewünschte Wirkung zu erreichen. Dazu docken sie, nachdem sie durch die Blutbahn gereist sind, an bestimmten Zellen an und hier an sogenannten Hormonrezeptoren. Hier erteilen die Botenstoffe ihre Kommandos und geben ihre Botschaften weiter. Dann passiert es: Ein Fötus entwickelt sich, ein Kind wächst im Schlaf, eine Pubertierende motzt ihre Lehrerin an, zwei Menschen verlieben sich. Und noch mehr: Wir fühlen uns sexy, heulen im Kino, bekommen einen Wutanfall, sind gestresst, haben Hunger oder nicht, kommen ins Schwitzen, können nicht mehr durchschlafen, sind traurig oder nehmen zu, wenn wir Essen nur anschauen. Auch dass Frauen, die sonst gut drauf sind, plötzlich von Depressionen geschüttelt werden, oder dass relaxte Mütter von null auf hundert zu Krawallbürsten werden, wird oft den Hormonen angehängt und hat auch eine gewisse Berechtigung.

Gesteuert wird das endokrine System nicht durch unsere freie Entscheidung, sondern in einer ganz bestimmten Region im Gehirn. Daran können wir überhaupt nichts ändern, die Chefinnen sind allein unsere Hormone. Im Hypothalamus – das ist so eine Art Schaltzentrale der Hormonmacht – fließen alle Informationen über die aktuelle Situation im Körper zusammen. Jede winzige Hormonschwankung wird genauestens wahrgenommen und umgehend darauf reagiert, indem neue Boten zur Hirnanhangsdrüse (Hypophyse = kirschkerngroß) ausgeschickt werden. Sie gibt dann ihrerseits die Kommandos an die hormonproduzierenden Drüsen (zum Beispiel Nebennieren, Schilddrüse, Eierstöcke oder Hoden) weiter. Die Kommunikation in diesem komplexen System funktioniert übrigens perfekt: Jede Zelle im Körper hat ihre speziellen Schlösser (= Hormonrezeptoren), zu denen nur bestimmte Schlüssel (= Hormone) passen. Viele Zellen haben verschiedene oder zahlreiche Rezeptoren für Adrenalin, für die Geschlechtshormone Östrogen, Progesteron oder Testosteron, für TSH, das für die Schilddrüse wichtig ist, usw. Nach der Arbeit signalisieren die Hormone zurück ans Gehirn, dass der Auftrag ausgeführt und die Produktion weiterer Boten erst einmal gestoppt werden kann.

Nun arbeitet der Hypothalamus in unmittelbarer Nachbarschaft zum Gefühlszentrum des Gehirns, dem limbischen System. Diese Zusammenarbeit sorgt dafür, dass bestimmte Hormone unser Verhalten, Denken und Fühlen einfärben. Beim limbischen System handelt es sich um ein Hirnareal aus zum Teil entwicklungsgeschichtlich alten Strukturen. Es gilt als Entwicklungsort für das „Warum?“ unseres Verhaltens, als Entstehungsort von Gefühlen und ist auch mit dem vegetativen Nervensystem verbunden. Aus diesem Grund werden wir beispielsweise rot vor Aufregung oder Scham, geraten ins Schwitzen oder spüren unsere Verdauung, wenn wir nervös sind, und haben bei Dauerstress keine Lust mehr auf Sex. Anhand von Studien an Tieren und Menschen vermuten Wissenschaftlerinnen und Wissenschaftler, dass Geschlechtshormone auch auf das Gehirn eine Wirkung entfalten. Vermutet wird, dass Östradiol, ein Östrogen, und das Gute-Laune-Hormon Serotonin quasi Hand in Hand arbeiten. Nimmt das Östradiol ab, sinkt auch der Serotoninspiegel und es kann zu depressiven Verstimmungen kommen. Und umgekehrt führt ein hoher Spiegel an Östradiol unter anderem dazu, dass sich eine Frau wohl und ausgeglichen fühlt. Wissenschaftler der Minerva-Forschungsgruppe des Max-Planck-Instituts (43) konnten zeigen, dass die Geschlechtshormone und ihre Veränderungen im Lauf eines weiblichen Monatszyklus die funktionelle Zusammenarbeit einzelner Hirnstrukturen verändern. Dies wäre eine mögliche Erklärung für die zum Teil erheblichen Stimmungsschwankungen im Zyklusverlauf und auch dafür, wie eine Frau körperlichen Schmerz empfindet.

ICH BIN DANN MAL WEG …

Mit 43 Jahren wurde bei mir Brustkrebs festgestellt. Um es kurz zu machen: Die Diagnose hat mich aus meinem Leben mit Fulltimejob, drei Kindern und als glückliche Ehefrau herauskatapultiert. Die Chemotherapie und Operation haben wir gut zusammen gemeistert. Es gab natürlich Höhen und Tiefen. Aber jetzt bin ich seit vier Monaten unter antihormoneller Therapie und muss jeden Tag Tabletten nehmen, und die Beschwerden, von denen ich hoffte, dass sie sich nach der Chemo bessern würden, werden eigentlich nur noch schlimmer. Ich kenne meinen Körper nicht mehr, fühle mich wie 70 und bin ständig gereizt und müde, weil ich auch nicht gut schlafe. Meine Gelenke tun richtig weh und meine Ehe ist mittlerweile in einer absoluten Schieflage. Mein Mann und ich sind nur noch wütend aufeinander.

Weil ich davon gehört hatte, vereinbarte ich einen Termin in der integrativen Sprechstunde einer Gynäkologin, um mir Hilfe zu holen. Eine Hormonersatztherapie kommt bei mir nicht infrage.

Zuallererst war es schon mal hilfreich, dass die Ärztin mir bestätigte, dass ich mit meinem Gefühl richtig liege: Mein Hormonstatus entspricht, bedingt durch die antihormonelle Therapie, dem einer 70-jährigen Frau. Wir besprachen dann den Aufenthalt in einer Reha, die ich bisher nicht in Anspruch nehmen wollte, da ich dachte, ich schaffe das besser allein. Sie gab mir auch noch Tipps für gelenkschonende Bewegungstherapien und für meine Schlafhygiene. Mit einem Rezept für Enzyme und verschiedene Öle zur Schmerzlinderung sowie einem Termin bei der Psychoonkologin machte ich mich erst mal hoffnungsvoll auf den Heimweg.

In der Reha auf Sylt hatte ich dann einen guten Austausch mit anderen Frauen, denen es ähnlich ging wie mir. In dieser Zeit habe ich nun aktiv versucht, mich mit meinem neuen Körper anzufreunden und meinen Lebensstil entsprechend anzupassen. Anschließend haben mein Mann und ich uns zehn Stunden Paartherapie gegönnt und sprechen wieder richtig miteinander, ohne uns zu verletzen. Das Einreiben der Gelenke mit den verschiedenen, zum Teil angenehm duftenden Ölen hilft. Ob es eine Placebowirkung ist? Ich weiß es nicht, aber es tut gut und ich werde so weitermachen.

Anna, 44 Jahre

Die Geschlechtshormone bewirken im Körper so einiges. Unsere drei wichtigsten (Östrogen, Progesteron und Testosteron) arbeiten Hand in Hand und steuern unsere Sexualität, die Fortpflanzung und wie wir aussehen. Außerdem beeinflussen sie wesentlich unsere Gesundheit und unser Lebensgefühl. Wenn sie anfangen zu schwanken oder weniger werden, dann verändern sich auch unsere Selbstwahrnehmung und unser Körpergefühl. Übrigens: Frauen und Männer produzieren beide weibliche sowie männliche Geschlechtshormone, lediglich die Mengen unterscheiden sich.

DAS WEIBLICHKEITSHORMON: ÖSTROGEN

Östrogene – wir schreiben hier diese weiblichen Hormone mit „Ö“, die Schreibweise mit „E“ am Wortbeginn ist auch wissenschaftlich korrekt – nehmen eine Schlüsselrolle im weiblichen Hormonhaushalt ein. Das wirksamste Östrogen ist Östradiol. Weniger effektiv sind Östron und Östriol. Gebildet werden die Geschlechtshormone vor allem in den Eierstöcken, und zwar von den Zellen, die das Ei umgeben, aber auch in der Plazenta und der Nebennierenrinde sowie im Fettgewebe durch die Umwandlung von Androgenen (männliche Geschlechtshormone).

Östrogene sind von allen Hormonen die Hauptverantwortlichen für Fruchtbarkeit und Fortpflanzung im weiblichen Körper. Darüber hinaus haben sie aber noch viele weitere Aufgaben im Körper. Es gibt mehr als 400 Andockstellen (Rezeptoren) in den verschiedensten Organen für Östrogen: im Gehirn, den Muskeln, dem Darm, der Haut, der Gebärmutter, in den Eierstöcken, der Vagina, den Brüsten, den Augen, im Herz, der Lunge und in den Blutgefäßen. Östrogene …

- … regen das Wachstum der weiblichen Geschlechtsorgane (Brüste, Gebärmutter, Scheide usw.) in der Pubertät an,
- … sorgen für Knochenwachstum und -stabilität,
- … sind verantwortlich für die bei Frauen typische Verteilung des Körperfetts (die sogenannte Birnenform mit schmalerer Taille und dafür etwas kräftigeren Hüften und Oberschenkeln),
- … schützen vor der Verkalkung der Blutgefäße (Arteriosklerose),
- … sorgen für den Kollagenaufbau und die Nährstoffversorgung der Haut,
- … unterstützen die gesunde Scheidenflora,
- … sorgen für die Elastizität von Körpergeweben, zum Beispiel in der Lunge; vermutet wird aber auch, dass es durch den Östrogeneinfluss bei Raucherinnen schneller zu einer entzündlichen Reaktion in der Lunge kommt, weshalb sie bei gleicher Anzahl an Zigaretten pro Tag schneller an Lungenkrebs erkranken als Männer,
- … haben durch ihren positiven Effekt auf den Fettstoffwechsel einen schützenden Effekt auf unser Gefäßsystem.

Östrogene lösen die erste Menstruation (Menarche) aus. In den fruchtbaren Jahren der Frau (siehe auch Seite 63) spielen sie vor allem in der ersten Hälfte des weiblichen Zyklus eine wichtige Rolle. Sie sind für den Eisprung verantwortlich und bereiten die Gebärmutter auf eine mögliche Schwangerschaft vor.

Östrogene sorgen Monat für Monat für den Aufbau der Gebärmutterschleimhaut und dass diese gut durchblutet wird. Sie verändern auch die Zusammensetzung des Schleims dahingehend, dass sich die Spermien darin schnell zu den Eileitern hinbewegen können. Vor dem Eisprung ist die Östrogenkonzentration am höchsten. Wenn Sie verhüten und das Ei nicht befruchtet wird, sacken der Östrogen- und der Progesteronspiegel ab und es kommt zur Periodenblutung. Wird die Eizelle aber befruchtet, verändert das Hormon in Zusammenarbeit mit Progesteron die Zusammensetzung der Gebärmutterschleimhaut so, dass sich ein Embryo einnisten kann.

Während einer Schwangerschaft entsteht auch im Mutterkuchen (Plazenta) Östrogen. Der Mann bildet das Hormon in geringer Menge in seinen Hoden und den Nebennieren. Niedrige Östradiolspiegel haben auch für die Männergesundheit Folgen. Aber: Auch das Fettgewebe im Bauch, das sich um die inneren Organe anlagert (viszerales Fett) stellt Östrogene her durch die Umwandlung von männlichen Geschlechtshormonen (Androgenen). Übergewichtige menopausale Frauen haben daher höhere Östrogenwerte im Blut, was zwar mit einer Verringerung des Osteoporoserisikos (siehe Seite 156) einhergeht, dafür aber das Risiko erhöht, an östrogenabhängigen Tumoren wie Brust- oder Gebärmutterkrebs zu erkranken.

Klinisch verwendet werden Östrogene als Bestandteil der Antibabypille sowie bei der Therapie von Wechseljahresbeschwerden durch Hormonersatzpräparate. Da Östradiol sehr schnell in der Leber abgebaut wird, eignet es sich nicht zur Einnahme als Tablette. Die Östrogene in der Antibabypille und bei einer synthetischen Hormonersatztherapie sind daher ein wenig anders zusammengebaut als die natürlichen Hormone. Auf den folgenden Seiten geben wir einen Überblick über die wichtigsten natürlichen Östrogene.

Östradiol (E2)

Wenn wir von Östrogen sprechen, meinen wir in aller Regel das 17-beta-Östradiol, wie es ganz korrekt heißt. Es gilt als „das" Östrogen und wird gerne auch als „das" weibliche Geschlechtshormon betrachtet, obwohl auch die Männergesundheit darauf angewiesen ist. Das liegt daran, dass wir ohne Östradiol keine Kinder bekommen können. Am meisten von diesem Hormon wird bei der Frau in den Eierstöcken produziert und dies immer unter dem Einfluss des Follikelstimulierenden Hormons (FSH; siehe dazu auch Seite 46). In unserer fruchtbaren Lebensphase bestimmen diese Hormone wesentlich unser Wohlbefinden und unsere Vitalität.

Haben wir allerdings zu viel Östradiol beziehungsweise zu wenig von dem Mit-Gegenspieler Progesteron kann es für die Gesundheit riskant sein. Zu viel Östradiol kann zu Zellwachstum führen und zu Zysten im Eierstock oder der Brust, zu Myomen in der Gebärmutter oder sogar zu Krebs (siehe Seite 172). Zu wenig Östradiol kann ebenfalls Beschwerden verursachen, darunter Probleme mit dem Blutdruck, Energielosigkeit, Gliederschmerzen, Haarausfall, Heberden'sche Knoten (Fingergelenksverdickungen), Hitzewallungen und Schlafprobleme.

Wird Östradiol zum Beispiel im Rahmen einer Hormonersatztherapie (HET) als Tablette in Form von sogenannten konjugierten equinen Östrogenen eingenommen, erhöht sich dramatisch das Thromboserisiko. Wird es hingegen als Gel oder Pflaster über die Haut aufgenommen, ist das Risiko deutlich geringer. Ein im Januar 2022 neu zugelassenes Medikament mit Namen Bijuva® ist eine Weichkapsel mit bioidentischem 17-beta-Östradiol und mikronisiertem Progesteron, die einmal am Tag eingenommen wird.

Östron (E1)

Es ist weniger wirkungsvoll als Östradiol, wird ebenfalls in den Eierstöcken hergestellt und entsteht auch aus der Umwandlung von Hormonen wie Androstendion und DHEA (siehe Seite 51). In der Postmenopause wird Östron hauptsächlich im Fettgewebe produziert und kann bei übergewichtigen Frauen im Blut erhöht sein.

Östriol (E3)

Frauen vor der Menopause produzieren Östriol hauptsächlich in der Schwangerschaft. In der Postmenopause ist seine Domäne der Schutz der Schleimhäute, weshalb es auch „Schleimhautöstrogen“ genannt wird. Es ist kürzer wirksam und schwächer als Östradiol. Wie der Name schon sagt, ist es zuständig für den Schutz, die Gesundheit und die Feuchtigkeit all unserer Schleimhäute. Die wiederum stabilisieren unser Immunsystem, indem sie uns vor eindringenden Krankheitserregern, Fremd- und Schadstoffen aus der Nahrung und von außen schützen. Auch die Wundheilung nach Verletzungen oder einer Operation wird durch sie beschleunigt.

Diese Schutzschicht, die die Innenseite von Nase, Mund oder der Geschlechtsorgane auskleidet, aber auch die Augen und den Darm umgibt, kann sich selbst durch Sekretion feucht halten, sofern ausreichend Östriol vorhanden ist. Herrscht Mangel an dem Hormon, kommt es leichter zu trockenen Augen, Schwindel (weil die Zellen im Innenohr nicht genügend befeuchtet sind), aber auch Nasennebenhöhlenentzündung, Blasenentzündung, Harninkontinenz, trockener Scheidenhaut, Gelenkschmerzen …

BLOSS KEIN SEX MEHR!

Seit drei Jahren bin ich nun postmenopausal und habe meine Wechseljahre ohne größere Beschwerden erlebt. Leider nahm dann aber meine Lust auf Sexualität immer mehr ab. Wenn mein Mann und ich miteinander schliefen, hatte das überhaupt nichts mehr mit Unbeschwertheit und Lebendigkeit zu tun, obwohl wir das Verhütungsthema doch endlich hinter uns gelassen hatten und eigentlich „immer“ gekonnt hätten, wenn wir Lust dazu hatten. Ich war total verspannt, weil es einfach nur noch wehtat, und mein Mann litt sehr mit. Untenrum war alles in mir trocken, und ich empfand kaum mehr etwas, wenn ich mich berührte oder berührt wurde. Das war für mich richtig schlimm. Sex war mir in meinem Leben immer sehr wichtig gewesen, und ich litt sehr darunter, dass er jetzt zur Qual geworden war. Außerdem fand ich meinen Mann nach wie vor begehrenswert und fasste ihn gern an. Es war wirklich ein Dilemma. Mit meiner Frauenärztin besprach ich dann endlich das Thema. Da meine Schwester an Brustkrebs erkrankt war und ich mitbekommen hatte, was im Falle einer Krebstherapie auf mich zukommen würde, kam für mich keine Hormonersatztherapie infrage. Aber meine Ärztin empfahl mir ein ambulantes, schmerzfreies Laserverfahren für meine Vagina. Und siehe da, schon nach der ersten Behandlung ging es mir besser. (Leider übernimmt meine Krankenkasse die Kosten der Therapie nicht, die drei- bis viermal im Jahr angewandt werden sollte.) Die Feuchtigkeit nahm sofort zu, und auch mein Mann war happy, weil er merkte, dass mir Sex wieder anfing, Spaß zu machen. Außerdem bekam ich noch Zäpfchen zu Scheidenpflege verordnet. Ich fühl mich wieder am Leben.

Anja, 56 Jahre

Ist Ihr Östrogenspiegel im Lot, geht es Ihnen gut. Denn mit seiner Unterstützung wird auch die Aktivität des Wohlfühlhormons Serotonin erhöht. In den fruchtbaren Jahren schwanken die Östrogenkonzentrationen allerdings mit jedem Zyklus und diese Schwankungen bekommen Sie vielleicht auch jeden Monat mit. Reichlich Östrogene führen beispielsweise auch zu vermehrter Wassereinlagerung im Gewebe und zu wiederkehrenden Spannungsgefühlen in der Brust bis hin zu Periodenschmerzen (auch bei Einnahme der Pille). Bei einer Schwangeren wiederum sorgt ein hoher Östrogenspiegel dagegen für den berühmten Nestbautrieb und bei Nicht-Schwangeren für den nicht weniger bekannten Putztrieb vor oder während der Regel. Östrogen kann außerdem kann schön auf die Stimmung schlagen und richtig wütend machen. Rein biologisch gesehen macht es ja Sinn: Mütter sind, hormonell so ausgerüstet, in der Lage, auch mal mit Klauen und Zähnen ihre Brut zu verteidigen …

Auch in den Wechseljahren gibt es Phasen der Östrogendominanz (siehe dazu auch Seite 70), was jetzt erst einmal paradox klingt. Um diesen Zusammenhang besser zu verstehen, müssen wir uns das noch mal genauer anschauen.

Zum Zeitpunkt der Wechseljahre ist eine Frau zwischen 45 und 55 Jahre alt, und genauso alt sind jetzt die letzten verbliebenen Eizellen im Eierstock. Es stehen also zu Beginn eines neuen Zyklus nicht mehr so viele Eizellen zur Verfügung und daher sinkt die Hormonproduktion. Immer häufiger findet auch der Eisprung gar nicht mehr statt, sondern das nicht geplatzte/gesprungene Eibläschen wächst im Eierstock munter weiter und produziert Östrogen, aber ohne den Gegenspieler Progesteron, denn dieses Hormon, so haben wir ja gelernt, wird erst nach dem Eisprung gebildet (der jetzt nicht stattgefunden hat: kein Eisprung = kein Progesteron). Dies führt dazu, dass wir mitunter extrem hohe Östrogenwerte im Blut finden. Und unter diesem Überschuss baut sich die Gebärmutterschleimhaut immer weiter auf, was dann zu Blutungsstörungen (siehe Seite 92) führt. Weitere Folgen dieser Östrogendominanz sind:

- Brustspannen
- Zysten im Eierstock
- Einlagerung von Flüssigkeit im Gewebe
- vermindertes Lustgefühl
- erhöhtes Risiko für Gebärmutterkrebs

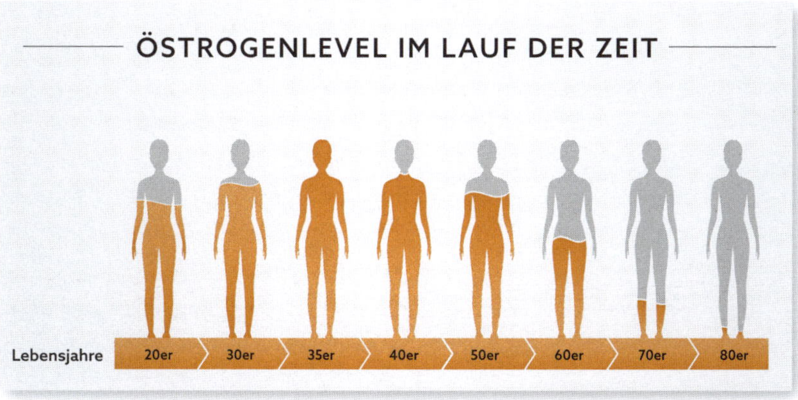

Der Spiegel des Geschlechtshormons verändert sich im Lauf des Lebens, das wirkt sich auf die Fruchtbarkeit aus, aber auch auf die Knochen und den Stoffwechsel.

Erst in den späten Wechseljahren, wenn die Eierstöcke ihre Funktion komplett eingestellt haben, sinkt der Östradiolwert dauerhaft unter 20 ng/l (Nanogramm pro Liter).

REFERENZ-/NORMALWERTE

Die Referenz-/Normalwerte von Östradiol, Östron und Östriol unterscheiden sich je nach Labor unter Umständen stark, denn sie können nicht nur verschieden dargestellt werden, sondern hängen auch von der im Labor verwendeten Untersuchungsmethode ab. Ebenso kann es zu tages- und jahreszeitlichen Schwankungen kommen. Lassen Sie sich stets von Ihrer Ärztin oder Ihrem Arzt die Werte erklären. Einzelne Laborwerte sind oft nicht aussagekräftig.

DAS WOHLFÜHLHORMON: PROGESTERON

Progesteron ist das zweite weibliche Geschlechtshormon und der Mit- beziehungsweise Gegenspieler der Östrogene. Vor etwa 100 Jahren wurde es zusammen mit den anderen Sexualhormonen entdeckt. Die Hauptfunktion von Progesteron ist, die Gebärmutter auf eine Schwangerschaft vorzubereiten und diese zu erhalten. Das erkannten Wissenschaftler in der Frühzeit der Hormonforschung als Erstes, was zu seinem Namen führte: Der Begriff Progesteron stammt vom Lateinischen „pro gestare“ und bedeutet „für das Tragen“, im übertragenen Sinne also für das Austragen eines Kindes. Heute weiß man, dass Progesteron noch viele weitere Funktionen ausübt und ebenfalls unentbehrlich für unsere Gesundheit ist. So beeinflusst es beispielsweise das vegetative Nervensystem, das unseren Herzschlag, den Schlaf und Blutdruck, unser allgemeines Wohlbefinden und vieles mehr reguliert. Progesteron hat auch bei Frauen in den Wechseljahren viele wichtige Funktionen:

- Schutz der Gebärmutterschleimhaut (Endometrium) vor überschießenden Wachstumssignalen der Östrogene und damit vor Gebärmutterkrebs
- dämpfende Wirkung auf die Psyche, was sich positiv auswirkt bei Stress oder Angst

- entspannende und schlaffördernde Wirkung
- Wirkung eines natürlichen Antidepressivums
- Aktivierung und Vermehrung der knochenbildenden Zellen (Osteoblasten)

Überall im Körper, wo sich Östrogenrezeptoren befinden, liegen auch welche für Progesteron, zum Beispiel im Gehirn, in den Knochen und in der Haut, in der Lunge, den Augen und den Brüsten.

Synthetische Hormone, die im Labor hergestellt werden und die dem Progesteron ähneln, nennt man übrigens Gestagene. Sie werden zur Schwangerschaftsverhütung bei der Pille und zur Behandlung einiger hormonproduzierender Tumore eingesetzt sowie bei einer HET von Frauen, die noch eine Gebärmutter besitzen.

Bei Frauen in ihrer fruchtbaren Phase ist Progesteron das Hormon der zweiten Zyklushälfte. Es stammt – solang eine Frau noch einen Eisprung hat – aus dem Gelbkörper *(corpus luteum)*. Das sind die gelben Flecke an den Eierstöcken, die nach dem Eisprung an der Stelle bleiben, an denen die Eibläschen (Follikel) gewachsen sind. Diese Follikel sind eine Art Lagerplatz für die Eizelle. Vor dem Eisprung reift er zur Eizelle und wächst von zwei auf etwa 20 Millimeter Durchmesser heran. In der Schwangerschaft bildet auch die Plazenta (Mutterkuchen) Progesteron und trägt so zum Erhalt der Schwangerschaft bei. Bei Frauen und Männern werden außerdem geringe Progesteronmengen in der Nebennierenrinde produziert.

Eine weitere Besonderheit von Progesteron ist auch, dass es wie ein Nervenbotenstoff im Gehirn wirkt. Sein Auf und Ab beeinflusst ähnlich wie Östrogen die Stimmung – nur andersherum. Wirkt ein Progesteron-Hoch beruhigend und entspannend, macht ein niedriger Spiegel nervös und reizbar.

Ab dem 40. Lebensjahr geht es mit dem Progesteron noch vor dem Östrogen bergab: Als Erstes fällt der eine oder andere Eisprung aus – ein- bis zweimal im Jahr bei regelmäßiger Regel, später jeder dritte, dann bis zum letzten Eisprung jeder zweite (mehr dazu ab Seite 65). Springt aber im Verlauf des Monatszyklus kein Eibläschen auf, so bildet sich auch nicht der typische Gelbkörper. Nur noch in den Nebennieren werden jetzt geringe Mengen von dem Hormon hergestellt. Die Folge ist ein sehr niedriger Progesteronspiegel, der in etwa der Hormonkonzentration bei einem Mann entspricht. Da jetzt das Gegengewicht fehlt, das für hormonelle Balance sorgt, kommt es zu einem relativen Östrogenüberschuss, der Östrogendominanz (siehe auch Seite 70).

Eine Frau kann dies auf verschiedene Weise zu spüren bekommen, meistens ordnet sie es aber eher nicht den Hormonschwankungen zu. Typisch sind Symptome wie beim Prämenstruellen Syndrom (PMS), aber auch Angst- und Panikzustände, Atemnot, Blasenbeschwerden, Bluthochdruck, Gewichtszunahme, Haarausfall, Denk- und Merkstörungen, Depressionen, Herzrhythmusstörungen, innere Unruhe, Kopfschmerzen und Migräne, Myome, Ödeme (Wassereinlagerungen), Schilddrüsenprobleme oder Schlafstörungen sowie Zysten in der Brust und in den Eierstöcken.

Trotzdem ist Progesteron nicht *das* Schlüsselhormon der Wechseljahre, zu dem es in den letzten Jahren von nicht wenigen Medizinerinnen und Medizinern sowie Heilpraktikerinnen und Heilpraktikern hochgejazzt wurde. Für die meisten klimakterischen Beschwerden sind die Östrogene verantwortlich. Sollte Ihnen der Progesteronmangel aber sehr zu schaffen machen, kann Ihnen Ihre Ärztin oder Ihr Arzt im Rahmen einer individuell abgestimmten Hormonersatztherapie in dieser Phase mikronisiertes Progesteron, z. B. Utrogest® oder Progestan®, verordnen.

REFERENZ-/NORMALWERTE

Frauen (je nach Zyklusphase): < 1 bis > 10 ng/ml
Frauen nach der Menopause: < 0,3 ng/ml

SCHRITTMACHER: FSH UND LH

In der Hypophyse im Gehirn entstehen zwei Botenstoffe, die für das Zyklusgeschehen und die Eierstöcke wichtig sind. Ohne das Follikelstimulierende Hormon (FSH) ist keine Eireifung möglich, das Luteinisierende Hormon (LH) wiederum ist vor allem für den Eisprung bedeutsam. Beide Botenstoffe gehören zu einem Regelkreis: FSH regt das

Wachsen der unreifen Eibläschen (Follikel) im Eierstock in der ersten Hälfte des Zyklus an, weshalb man sie auch „Follikelphase“ nennt. In Ihren Eierstöcken befinden sich über die Jahre hinweg viele Tausende Follikel, alle in verschiedenen Entwicklungsstadien. Sie bilden den individuellen Eizellvorrat jeder Frau (siehe auch Seite 63). Follikel, die das Potenzial haben, sich weiterzuentwickeln, haben Andockstellen

WEIBLICHES INNENLEBEN

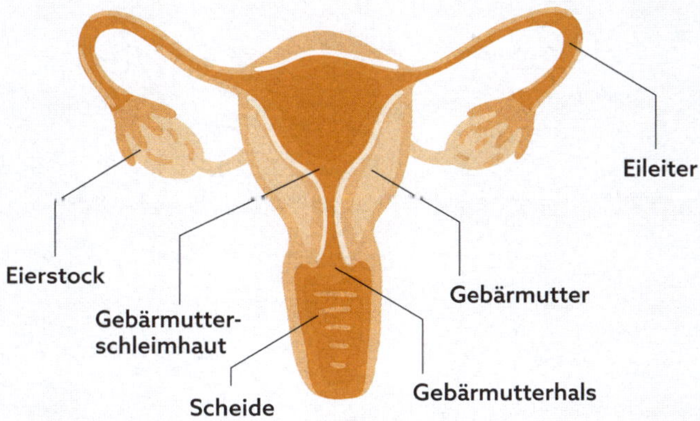

Die zwei mandelförmigen Eierstöcke (Ovarien) haben eine Größe von 3,5 × 1,5 cm. Sie sind das Zentrum für unsere Fruchtbarkeit. Die Eileiter verbinden die Eierstöcke mit der Gebärmutter. Sobald die Eizelle beim Eisprung freigegeben wird, fängt sie der fransige Trichter des Eileiters auf. Nur so kann sie in den Eileiter gelangen. Diese 10–15 cm langen, hohlen Muskeln erleichtern den Spermien den Weg zur Eizelle und bringen die Eizelle zur Gebärmutter. Unter dem Einfluss von Östrogen und Progesteron wird die Gebärmutterschleimhaut (Endometrium) in jedem Zyklus neu aufgebaut. Hier kann sich eine befruchtete Eizelle einnisten. Findet keine Schwangerschaft statt, fallen die Hormone ab und die Schleimhaut wird mit der Monatsblutung abgestoßen. Der kräftige, sehr dehnbare Muskelschlauch der Scheide ist 10–12 cm lang und verbindet die inneren mit den äußeren Geschlechtsorganen.

(Rezeptoren) für FSH. Sie reagieren auf das Hormon und wachsen weiter, sobald dieses seine Botschaft hinterlassen hat.

Je nachdem, wie groß die Eizellreserve einer Frau ist, wachsen in der ersten Hälfte jedes Zyklus 15 bis 20 Follikel heran. Sobald sie vom FSH angeregt werden, produzieren sie Östrogene. Die wiederum drücken jetzt bei der Herstellung von FSH auf die Bremse. In der zweiten Zykluswoche sinkt der FSH-Spiegel also, weshalb auch nur eine reduzierte Anzahl von Follikeln weiterreift. Das Eibläschen, das am besten auf das FSH reagiert, bildet mehr Östrogene als die übrigen. In diesem „dominanten Follikel" befindet sich die Eizelle, die beim Eisprung vom Eierstock ausgestoßen und zur Befruchtung freigegeben wird. Manchmal gibt es auch zwei davon. Werden sie befruchtet, dürfen sich die werdenden Eltern auf zweieiige Zwillinge freuen.

Lässt die Aktivität der Eierstöcke mit den Jahren nach, weil die vorhandenen Eizellen immer weniger werden (mehr hierzu ab Seite 63), versucht die Hypophyse anfangs noch gegenzusteuern und stellt weiter FSH her. So sollen die Eierstöcke wieder dazu gebracht werden, ihre Arbeit aufzunehmen. Das geht eine Weile lang gut, allerdings knirscht es gewaltig im Gefüge. Wie bei einer Hormonachterbahn. Mal steigen die Östrogene, dann geht es wieder rasant bergab. Wir merken das daran, dass unser Zyklus unregelmäßig wird (mehr hierzu ab Seite 88). Irgendwann ist ganz Schluss, da helfen auch hohe FSH-Konzentrationen nichts mehr: Die monatliche Blutung bleibt aus. Der einzige Parameter, der uns deshalb bei einer Blutanalyse für den aktuellen Hormonstatus in den Wechseljahren weiterbringen kann, ist der FSH-Wert. Ist er erhöht, zeigt uns das, dass der Eizellvorrat langsam aufgebraucht ist. Anhand der FSH-Konzentration im Blut kann Ihre Ärztin oder Ihr Arzt feststellen, ob die Eierstöcke funktionsfähig sind oder ob die Wechseljahre schon eingesetzt haben beziehungsweise ob Sie in der Menopause sind. Doch Vorsicht: Zu Beginn der Perimenopause, also dem Übergang zur Menopause (siehe Seite 79), schwankt auch der FSH-Wert.

Ein FSH-Test zur Bestimmung des Menopausenstatus sollte nur bei Frauen zwischen dem 40. und 45. Lebensjahr mit Wechseljahressymptomen und/oder Zyklusveränderungen vorgenommen werden oder wenn bei einer Frau unter 40 Verdacht auf eine vorzeitige Schwäche der Eierstöcke (Ovarialinsuffizienz) besteht.

Das Luteinisierende Hormon (LH) wird, wie das FSH, in der Hypophyse im Gehirn hergestellt und wirkt ebenfalls in den Eierstöcken. Es hat im Lauf eines Menstruationszyklus verschiedene Funktionen und ist also der absolute Multitasker unter den Geschlechtshormonen. Ohne LH wäre Fortpflanzung überhaupt nicht möglich. Seine Hauptaufgabe ist die Auslösung des Eisprungs. Danach regt es den Gelbkörper zur Bildung von Progesteron an.

In den ersten beiden Wochen regt es die Follikel an, damit sie Östrogen produzieren. In der Mitte des Zyklus, wenn der Östrogenspiegel sein höchstes Niveau erreicht, steigt das LH sprunghaft an und löst den Eisprung aus. Das Eibläschen, das jetzt 2,5 cm groß ist, springt nun

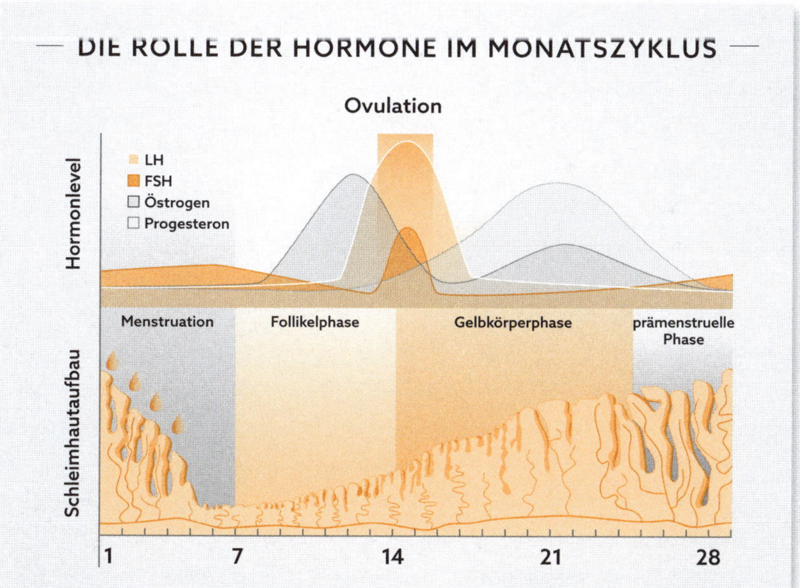

Neben Östrogen und Progesteron spielen FSH und LH eine entscheidende Rolle im weiblichen Zyklus. FSH steuert das Wachstum der unreifen Eibläschen (Follikel) in der ersten Zyklushälfte, die Hauptaufgabe von LH ist die Auslösung des Eisprungs.

auf und der Eierstock gibt es frei. Für das LH geht es los mit seinem nächsten Job: Der Gelbkörper aus den Resten des Follikels muss in der dritten und vierten Zykluswoche angeregt werden, um Progesteron zu produzieren. Je nachdem, was das LH gerade im Lauf des Zyklus zu erledigen hat, ändern sich seine Konzentrationen im Blut. In der ersten Zyklushälfte liegen die Normalwerte zwischen 1,9 und 12,5 U/l (Units pro Liter). Ein bis zwei Tage vor dem Eisprung geht es hoch auf 8,7 bis 76,3 U/l. In der dritten und vierten Woche liegt sein Wert bei 0,5 bis 16,9 U/l. Nach den Wechseljahren ist das LH erhöht und befindet sich in einem Normbereich zwischen 15,9 bis 54,0 U/l.

DAS LUST-AM-LEBEN-HORMON: TESTOSTERON

Testosteron kennen wir als das wichtigste männliche Geschlechtshormon (Androgen). Es wird beim Mann hauptsächlich in den Hoden gebildet und bei der Frau in den Eierstöcken – und hier sogar noch eine lange Zeit, nachdem die Eierstöcke ihre Östrogenlieferung eingestellt haben – sowie, allerdings in deutlich geringeren Konzentrationen, in der Nebennierenrinde. Auch in den Fettzellen, im Gehirn, in der Haut und in den Talgdrüsen wird Testosteron ausgeschüttet.

Wenn Männer in den Wechsel kommen, lässt ihre Testosteronproduktion allmählich nach. Auch die sogenannte Andropause oder ADAM (Androgen Deficiency in the Aging Male) kommt nicht über Nacht. Sie ist ein schleichender Prozess, der zwischen dem 40. und 50. Lebensjahr seinen Lauf nimmt. Über Jahre hinweg sinken die Testosteronwerte durch die verminderte Durchblutung der Hoden. Verschiedene Faktoren können diesen Prozess noch fördern. Ganz vorn dabei ist hier der dicke Bauch, in dem unter Mithilfe eines bestimmten Enzyms (Aromatase) Östradiol entsteht, gefolgt von schwindender Muskelmasse durch zu wenig Bewegung sowie Umweltgiften wie etwa Nikotin oder Alkohol.

In den Wechseljahren kommt es auch bei Frauen zu einem Absinken von Testosteron und seiner Vorstufe DHEA-S (siehe nächster Abschnitt). Typische Folgen sind dann sexuelle Lustlosigkeit und Schwierigkeiten, zum Orgasmus zu kommen, aber auch Müdigkeit und eine verminderte

Belastbarkeit. Die Muskel- und Knochenmasse nimmt ab, und auch die Scham- und Achselhaare werden weniger.

Die schwindende Lust am Sex lässt sich durch Hormonersatz ausgleichen, wenn Sie das möchten. Sprechen Sie darüber mit Ihrer Ärztin oder Ihrem Arzt. Von einer eigenmächtigen Testosteroneinnahme kann ich nur dringend abraten.

Woran Sie ebenfalls merken können, dass Sie einen zu hohen Testosteronspiegel haben, sind Haarausfall auf dem Kopf sowie mehr Haarwuchs im Gesicht oder Hautprobleme (siehe auch Seite 162). Das liegt womöglich an einer Überfunktion der Nebennieren, der Eierstöcke oder an androgenproduzierenden Tumoren.

DAS OHNE-MICH-GÄBE-ES-SIE-JA-ALLE-NICHT-HORMON: DHEA

Eigentlich hätte es ganz zu Anfang unseres Hormonporträts stehen müssen, das Dehydroepiandrosteron. Das in der Kurzform deutlich geschmeidiger lesbare DHEA entsteht vor allem in den Nebennieren und ist das Hormon, das in jungen Jahren in unserem Körper in den höchsten Konzentrationen vorkommt. Warum? Es ist quasi die Quelle von allen oder „The Mother Hormone", das Mutterhormon. Aus diesem sogenannten Vorläuferhormon werden unter anderem Östrogene, Progesteron und auch alle Androgene gebildet. Bis zum 30. Lebensjahr herrschen im Körper optimale Bedingungen. Jetzt ist die DHEA-Konzentration am höchsten, danach sinkt sie stetig ab. DHEA fördert den Muskelaufbau, senkt die Konzentration des ungünstigen LDL-Cholesterins und erhöht im Gegenzug die vom „guten" HDL-Cholesterin. Darüber hinaus wirkt es entzündungshemmend, motivierend und antidepressiv. Sehr geschätzt wird das Hormon in der Anti-Aging-Medizin, wo es als Wundermittel gegen jedwede Alterungserscheinung gilt.

DHEA wird über das Blut bestimmt, dabei wird die sogenannte Sulfatform genutzt, das DHEA-S. Wissenschaftlich belegt ist auf jeden Fall seine Wirkung als Gegenspieler zum Hormon Cortisol, das uns bei Dauerstress dick macht und auch schneller alt aussehen lässt. Andererseits führt eine ständige Überbelastung im Job und/oder zu

Hause auch dazu, dass der DHEA-Spiegel schneller sinkt. Raucherinnen und Ex-Raucher haben gleichfalls weniger DHEA im Blut, und auch Übergewicht wirkt sich negativ auf die Produktion von DHEA aus. Dieser Mangel macht sich dann oft bemerkbar durch eine verminderte Belastungsfähigkeit, ständige Abgeschlagenheit, Stimmungsschwankungen, Burn-out, depressive Verstimmungen, trockene Haut, Libidoverlust, Muskelschwund, vermehrte Fettzunahme, schmerzende Gelenke und häufigere Infekte.

Bei fitten Seniorinnen und Senioren lassen sich häufig höhere DHEA-Spiegel nachweisen. Trotzdem Hände weg von Selbstversuchen! Zu viel DHEA kann nämlich sehr schnell zu unschönen Zeichen von Vermännlichung führen wie etwa Haarausfall bei gleichzeitiger Zunahme der Körperbehaarung. Im Zweifelsfall erkundigen Sie sich bei einer Ärztin oder einem Arzt, die Erfahrung mit einer DHEA-Ersatztherapie haben und die neueste Forschung dazu kennen. DHEA darf nur individuell verordnet und ausschließlich von einem Arzt verabreicht werden. Dabei müssen Risikofaktoren und Gegenanzeigen berücksichtigt werden wie zum Beispiel hormonabhängige Tumore. Eine pauschalisierte Standardtherapie mit DHEA gibt es nicht. DHEA gehört zu den gelisteten verbotenen Substanzen der Welt-Anti-Doping-Agentur (WADA) im Sport. DHEA als Nahrungsergänzungsmittel ist in vielen Ländern erhältlich, in Deutschland aber nicht zugelassen.

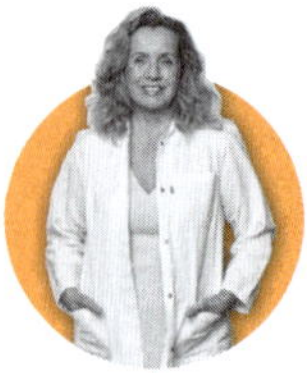

MEINE EMPFEHLUNG

Wenn Sie wirklich genau Bescheid wissen möchten über Ihren Hormonstatus, können Sie in Ihrer Hausarztpraxis, bei einem Endokrinologen oder Ihrer Gynäkologin ein Blutbild anfertigen lassen. Diese Leistung wird nicht von den Kassen getragen, weil einer Hormonbestimmung keine Krankheit zugrunde liegt und die Hormonwerte zyklischen Veränderungen unterworfen sind. Die Blutentnahme sollte morgens nüchtern erfolgen. Die Werte, die bestimmt werden, sind bei Frauen vor der Menopause: Östradiol (E2), Progesteron, DHEA-S, LH, FSH, SHBG, Testosteron und IGF.

In der Menopause sind vor allem die Werte von Östron (E1), Östradiol (E2) und FSH interessant. Vorgesehen im Leitlinienprogramm der DGGG, OEGGG und SGGG (14) ist jedoch lediglich die Bestimmung von FSH zur Diagnose der Peri- und Postmenopause bei Frauen zwischen 40 und 45 Jahren mit klimakterischen Beschwerden sowie bei Frauen unter 40 Jahren mit einer Ovarialinsuffizienz (Schwäche der Eierstöcke).

Die Bestimmung des Hormonstatus im Speichel, die von einigen Ärztinnen und Ärzten empfohlen wird, hat entscheidende Nachteile, denn die Hormonkonzentrationen schwanken hier sehr stark. Dem versucht man zwar entgegenzuwirken, indem man mehrere Proben sammelt, um daraus einen Mittelwert zu bilden, da aber in der Regel nur zwei bis drei Proben genommen werden, ist es nicht möglich, einen zuverlässigen Mittelwert abzuleiten. Der einzige Hormonwert, der verlässlich im Speichel bestimmt werden kann, ist der von Cortisol. Andere Hormone, wie FSH und LH, können dagegen *nur* im Blut abgelesen werden.

VERWECHSLUNGSGEFAHR: SCHILDDRÜSENHORMONE

Jede vierte Frau hat in ihren Wechseljahren, vor allem in der Perimenopause (siehe Seite 65), Stress mit ihrer Schilddrüse. Das Problem: Die Beschwerden, welche die kleine Hormonsteuerzentrale im Hals verursacht, ähneln manchen Wechseljahressymptomen oder verstärken sie sogar noch. So fangen Sie beispielsweise an, schlecht zu schlafen, sind ständig müde, nehmen an Gewicht zu, obwohl Sie nicht mehr essen als sonst, entwickeln Herzbeschwerden oder Gelenkschmerzen, sind kribbelig und unruhig, oder es entstehen depressive Verstimmungen und Merkstörungen – und dann ändert sich auch noch der Zyklus. Kein Wunder, dass es dabei oft zu Fehleinschätzungen kommt. Die sind allerdings gar nicht gut, da eine Behandlung nicht an den Ursachen ansetzen kann und deshalb unter Umständen ins Leere läuft beziehungsweise überhaupt nicht hilft.

Schilddrüsenstörungen sind sehr häufig und treffen, genauso wie andere Autoimmunerkrankungen, vor allem Frauen. Das ist sehr häufig der Fall bei hormonellen Umstellungen wie etwa nach der Geburt eines Kindes, vor oder in den Wechseljahren. Mehr als ein Drittel der über 45-Jährigen bekommen deshalb zu spüren, dass die Schilddrüse entweder „über-“ oder „unterfunktioniert“ und sie infolgedessen zu groß wird oder sich Knoten bilden.

Auch wenn die Schilddrüse gerade einmal so groß ist wie eine Walnuss, so ist sie doch eine der wichtigsten Steuerzentralen im Körper. Ihre Hauptfunktion besteht in der Speicherung des Spurenelements Jod und der Bildung der jodhaltigen Schilddrüsenhormone Thyroxin (Tetrajodthyronin, T4) und Trijodthyronin (T3) sowie des Peptidhormons Calcitonin. Diese wirken auf fast alle Organe im Körper und regulieren die Funktion von Nerven, Herz, Kreislauf und Muskeln, die Körpertemperatur und den Zyklus. Sie stellen dem Körper bedarfsgerecht Energie zur Verfügung, beeinflussen, wie wir unsere Nahrung verwerten, und auch, wie wir uns fühlen. Die Hypophyse regelt über den Botenstoff TSH (Thyreoidea-stimulierendes Hormon), wie viele Schilddrüsenhormone in das Blut abgegeben werden, und regt die Schilddrüse zur Jodaufnahme an. Ist dieser Regelkreis gestört, bekommen Sie das wortwörtlich an Haut und Haaren zu spüren.

Nehmen wir zu wenig Jod auf, kommt es zu einer Schilddrüsenvergrößerung (Struma), was zu Funktionsstörungen führen kann. Häufig ist eine Schilddrüsenunterfunktion als Folge einer sogenannten Hashimoto-Thyreoiditis, bei der im Krankheitsverlauf die hormonproduzierenden Zellen durch Antikörper aus dem eigenen Immunsystem angegriffen werden, was zu einer chronischen Entzündung führt. Mit der Dauer der Erkrankung schwindet die Schilddrüse. Es kommt zu Müdigkeit, Antriebslosigkeit, Traurigkeit oder Gewichtszunahme, zu Heiserkeit und Verstopfung. All dies stellt sich nach und nach ein, weshalb sich viele Betroffene an diese Veränderungen „gewöhnen“ oder beginnen, mit den Beschwerden von Arzt zu Arzt zu wandern, bis es endlich zur Diagnosestellung kommt. Da die Erkrankung nur festgestellt werden kann, wenn im Blutbild bestimmte

Parameter untersucht werden (TSH, fT3 und fT4), kann sie lange unerkannt bleiben. Wichtig bei „typischen“ Wechseljahresbeschwerden ist deshalb immer auch eine Schilddrüsendiagnostik. Sie wird mit individuell dosierten synthetischen Hormonen ausgeglichen. Hat die Erkrankung zur Vergrößerung der Schilddrüse geführt, kann diese operativ entfernt werden.

Auch zu einer Überfunktion kann es in den Wechseljahren kommen, manchmal auch zu Beginn eines Hashimoto. Das liegt daran, dass die hormonellen Veränderungen die Bildung von Knoten in der Schilddrüse begünstigen, die ihrerseits Hormone bilden, allerdings nicht bedarfsgerecht. Auch die Basedowsche Krankheit ist eine Autoimmunerkrankung, bei der zu viele Schilddrüsenhormone produziert werden. Typische Anzeichen sind Schwitzen, Herzrasen, Bluthochdruck, Gewichtsabnahme, Ängste oder auch Muskelschwund sowie ein Vortreten der Augen. Eine Verwechslung mit Wechseljahressymptomen kann also durchaus passieren. Wichtig neben einem Blutbild ist hier eine Ultraschalluntersuchung, damit die Ärztin oder der Endokrinologe, das ist der Facharzt für alle Drüsen im Körper, Größe und Struktur der Schilddrüse sowie eventuelle Knoten darin sehen kann. Als Therapie kommen Schilddrüsenhormonblocker, eine Radiojod-Therapie oder eine Operation infrage.

ERSATZSPIELERINNEN: HORMONE AUS DER TUBE

Wenn Sie nicht unter Wechseljahresbeschwerden leiden, brauchen Sie keine Ersatzhormone. Dann stellt Ihr Körpergewebe offenbar ausreichend selbst Hormone her, auch wenn die Eierstöcke sich langsam aus dem Produktionsprozess verabschieden. Es kann aber auch sein, dass Ihnen der Hormonmangel einfach nicht zu schaffen macht. Entscheidend bei der Entwicklung von Beschwerdesymptomen ist auch, wie schnell der Hormonabfall erfolgt, also nicht unbedingt das absolute Hormonniveau. Manchmal sind diese Beschwerden schwer erträglich oder treten so häufig auf, dass die Lebensqualität erheblich leidet. Vor diesem Hintergrund denken viele Frauen verständlicherweise darüber nach, ob sie fehlende Hormone nicht ersetzen sollten.

Laut Recherchen der Collaborative Group on Hormonal Factors in Breast Cancer (13), einer Gruppe von wissenschaftlichen Forschern, die Analysen erstellen bezüglich der Risikofaktoren von Brustkrebs, nahmen in den westlichen Ländern im Jahr 2019 rund zwölf Millionen Frauen nach der Menopause regelmäßig Hormonpräparate ein. Bis 2002 verordneten Frauenärztinnen und Frauenärzte zur Behandlung von Wechseljahresbeschwerden jahrzehntelang eine Hormon(ersatz-therapie (HET; englisch HRT). Die HET hat sich nicht nur in der Therapie der Hitzewallungen als wirksam erwiesen, es zeigte sich auch ein Rückgang der durch Osteoporose bedingten Knochenbrüche. Die Zahl der Herz-Kreislauf- und Brustkrebserkrankungen nahm jedoch unter der Östrogen-Gestagen-Behandlung zu. Danach geriet die HET vorübergehend aus der Mode, und es erfolgte ein Umdenken.

Eine moderne Hormonersatztherapie kann, sofern sie richtig eingesetzt wird, Frauen mit Beschwerden sehr gut helfen. Dazu gehört die maßgeschneiderte und auf die individuelle Situation zugeschnittene Hormonverordnung wie auch die sorgsame Berücksichtigung von Zeitfenstern. Die Leitlinien zur Peri- und Postmenopause (14) der Deutschen, Österreichischen und Schweizerischen Gesellschaft für Gynäkologie und Geburtshilfe (DGGG, OEGGG, SGGG) empfiehlt Frauen mit vasomotorischen Beschwerden (Hitzewallungen; siehe Seite 111) eine HET, wenn sie über die kurz- (bis zu fünf Jahre) und langfristigen Nutzen und Risiken informiert wurden. Bei Frauen, die ihre Gebärmutter noch haben, muss zu dem Östrogen ein Gestagen mit verordnet werden, da bei einer alleinigen Östrogengabe das Risiko für Gebärmutterkrebs drastisch ansteigt. Auch zu Beginn der Perimenopause, in der es zu einer Östrogendominanz kommen kann, ist die Verordnung von Progesteron von Vorteil. Frauen, denen die Gebärmutter entfernt werden musste, werden nur mit Östrogen behandelt.

In der modernen HET werden kaum noch synthetisch veränderte Östrogene verwendet, wie das beispielsweise in den meisten Antibabypillen der Fall ist. Hormonersatz bedeutet im besten Sinn, die Substanzen zu ersetzen, die vom Körper selbst hergestellt wurden. Hauptvertreter der natürlichen Östrogene ist das 17-beta-Östradiol.

Bei lokalen Therapien an Schleimhäuten und der Haut ist das Östriol empfehlenswert, weil es kaum Wirkung auf die Brustdrüse und auf die Gebärmutterschleimhaut hat. Für den Progesteronersatz gilt: Hier sollte natürliches Progesteron eingesetzt werden, das Sie als Kapseln oral oder vaginal in einer festen Dosierung einnehmen können. Progesteron-Gel, das bei hormonell bedingten Brustschmerzen lokal aufgetragen wird, eignet sich nicht zum Schutz der Gebärmutterschleimhaut.

Als Basis für die Herstellung der bioidentischen Hormone dient der Pflanzenstoff Diosgenin, der sich in größeren Mengen in der Yamswurzel befindet, sowie Stigmasterin aus der Sojabohne. Da unser Körper die Substanzen nicht selbstständig zu 17-beta-Östradiol und Progesteron verändern kann, geschieht dies im Chemielabor. Damit Hormonpräparate bioidentisch sind, müssen sie aber nicht aus Pflanzen gewonnen werden. Sie müssen lediglich exakt den körpereigenen Hormonen entsprechen. Bioidentische Hormonpräparate sind verschreibungspflichtig, ihre Wirksamkeit ist durch wissenschaftliche Studien belegt. Zur Anwendung kommen Tabletten, Gele oder Pflaster. Die Gabe der bioidentischen Hormone über die Haut ist dabei besonders vorteilhaft: Der Wirkstoff muss so nicht in der Leber verarbeitet werden, wie es bei Tabletten der Fall ist. Dadurch können geringere Hormonmengen eingesetzt werden und das Risiko für Nebenwirkungen sinkt, weil der Stoffwechsel weniger belastet wird.

Viele Frauen greifen auch gerne auf individuell erstellte Rezepturen aus der Apotheke zurück. Diese Arzneimittel in Form von Kapseln oder Cremes enthalten ebenfalls naturidentische Hormone. Allerdings weiß man hier nicht, wie viel Wirkstoff tatsächlich vom Körper aufgenommen wird. Im Gegensatz zu industriell hergestellten Hormonersatzpräparaten durchlaufen diese Arzneien auch keine strengen Qualitätskontrollen, und die Herstellung erfolgt nicht standardisiert. Die Krankenkassen erstatten diese Hormonrezepturen in der Regel nicht.

Viele Jahre hatte man den Glauben und die Hoffnung, dass durch eine HET Herz-Kreislauf-Erkrankungen verhindert werden könnten. Stattdessen zeigte sich aber im Gegenteil eine Risikoerhöhung. In der sorgfältigen Auswertung der hierzu erstellten Studie (13) erwies sich dann die Wichtigkeit des Zeitfensters und der Vorerkrankungen. Je jünger und gesünder eine Frau zu Beginn einer HET ist, umso unproblematischer war ihre Anwendung. Ein Schutz vor Herz-Kreislauf-Erkrankungen zeigte sich dann, wenn die HET innerhalb von fünf Jahren nach Einsetzen der Menopause begonnen hatte und individuelle Risiken wie Übergewicht und bereits bestehende Herz-Kreislauf- und Gefäßerkrankungen ausgeschlossen werden konnten. Mit den heutigen Erkenntnissen lassen sich viele riskante Fehler bei der Verschreibung vermeiden.

Trotzdem gibt es wie bei jedem Medikament Risiken und Nebenwirkungen, die nicht nur von der Art der Hormontherapie, sondern auch von ihrer Dauer abhängen. Stellt die Ärztin oder der Arzt bei der Befragung ein Herz-Kreislauf-Problem fest, kommt eine HET nicht infrage. Laut einer aktuellen Studie (33) erhöht zudem die Behandlung mit Östrogenen zur Linderung klimakterischer Beschwerden vor allem in der Kombination mit einem Gestagen das Risiko auf Brustkrebs. Auch hier spielt die Behandlungsdauer eine entscheidende Rolle, aber ebenso das Gewicht der Frau, also ob sie schlank oder übergewichtig ist. Danach erkrankten übergewichtige Frauen, die *nach* der Menopause eine Hormontherapie begonnen hatten, häufiger an Brustkrebs. Da Östrogene auch im (Bauch-)Fettgewebe gebildet werden, steigt das Brustkrebsrisiko mit dem Gewicht. Das Zusatzrisiko durch Östrogene fiel bei schlankeren Frauen stärker aus als bei sehr übergewichtigen Frauen. Die Untersuchung zeigt auch, dass eine kurzfristige Behandlung von klimakterischen Beschwerden unter Umständen das Risiko hinsichtlich einer Krebserkrankung kalkulierbarer machen könnte.

Bei der Entstehung von Brustkrebs (siehe auch Seite 173) sind zudem bestimmte Lifestyle-Faktoren offenbar entscheidender: Mit jedem Glas Alkohol (10 Gramm) am Tag steigt das Brustkrebsrisiko in den Wechseljahren um neun Prozent und bei mehr als 15 Gramm täglich sogar um bis zu 34 Prozent. Rauchen erhöht ebenfalls das Risiko, an Brustkrebs zu erkranken. Durch die Umwandlung von Androgenen zu Östrogenen im Fettgewebe im Bauch steigt das Brustkrebsrisiko bei Übergewicht stark an auf bis zu 89 Prozent. Ein Taillenumfang von mehr als 88 Zentimetern (siehe auch Seite 128) sowie erhöhte Blutfette

(Triglyzeride) erhöhen das Risiko um 56 Prozent. Der Verzehr von Schweine-, Rind- oder Lammfleisch steht ebenfalls im Zusammenhang mit einem erhöhten Brustkrebsrisiko. Fazit: Die HET steigert zwar die relative Häufigkeit für Brustkrebs, dies aber nur im geringen Ausmaß und abhängig von den eingesetzten Substanzen, ihrer Anwendung, der Dauer der Behandlung und den Lifestyle-Faktoren. Ihre Ärztin kann das Thema mit Ihnen besprechen und wird Ihnen im Zweifel nur so viele Hormone wie nötig und nur so lange wie nötig verordnen. Wie Sie sich auch entscheiden, wichtig ist, dass Sie sich damit wohlfühlen.

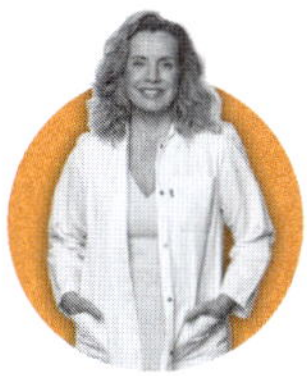

JA – ODER LIEBER DOCH NICHT?

In manchen Fällen sollten Sie genau hinschauen, ob eine Hormonersatztherapie für Sie geeignet ist. Lassen Sie sich gut beraten, wenn Sie Raucherin sind, Ihre Leber nur eingeschränkt funktioniert, Ihre Blutfette erhöht sind, Sie Herz-Kreislauf-Probleme haben, bereits Thrombosen oder eine Embolie hatten oder wenn Sie Brustkrebs haben und hier speziell Tumore, die sensibel auf Östrogen reagieren. Auch bei Myomen in der Gebärmutter, Eierstockzysten oder Endometriose sollten Sie nur nach Rücksprache mit Ihrer Ärztin oder Ihrem Arzt Hormone verwenden, dies gilt ebenso für frei verkäufliche Phytohormone oder Rezepturen aus der Apotheke.

DER PLOT

Es ist nicht so, dass Sie eines Morgens die Augen öffnen und die Wechseljahre an Ihrem Bett sitzen. Genauso wenig, wie sie über Nacht auftauchen, lösen sie sich allerdings wieder in Luft auf. Sie werden Sie auf jeden Fall bemerken, an irgendeiner Veränderung, die kleiner oder größer sein kann und die Sie vielleicht gar nicht mit dieser Übergangsphase in Verbindung bringen, in der Sie einige Geburtstage feiern werden. Wir sprechen ja von Wechsel-*Jahren*. Deshalb ist es sinnvoll, wenn

Sie sich mit den verschiedenen Phasen dieser Zeit bekannt machen und verstehen, was jeweils ansteht. Für jede Phase sind andere Anzeichen typisch. Wenn Sie wissen, welche Sie davon gerade durchlaufen, wird es für Sie viel leichter, in sich hineinzufühlen und das, was gerade geschieht, richtig einzuordnen. So können Sie gezielt etwas für sich tun oder bei Bedarf auch Ihre Ärztin oder Ihren Arzt um Rat fragen.

SIND DAS SCHON WECHSELJAHRE?

Das, was in den Wechseljahren im Körper passiert, kann einen durchaus verwirren oder sogar beängstigen. Das liegt daran, dass wir manche Symptome nicht richtig verstehen können. Ganz oft ist das zum Beispiel bei plötzlich auftretenden Muskel- oder Gelenkschmerzen der Fall. Das Knie tut auf einmal weh und fühlt sich an wie eingerostet oder auch das Großzehengelenk, oder Sie haben das Gefühl, in den Schultern oder am Ellbogen Rheuma zu entwickeln. Dann ist die Angst groß und der nächste Arzttermin führt Sie zum Orthopäden, der, wenn er nach der Diagnostik schlau ist, Sie zurück an Ihre Frauenärztin oder Ihren Frauenarzt verweist.

Einige Wechseljahresbeschwerden haben wir im Gegensatz zu Hitzewallungen und Schlafstörungen nicht im Zusammenhang mit unseren hormonellen Veränderungen auf dem Schirm. Vielen Frauen ist auch nicht klar, dass sich Symptome schon Jahre vor dem Ende der Menstruationsperiode einstellen können. Auch beim „richtigen" Alter gibt es manchmal Verwirrung. Zwar liegt das Durchschnittsalter für die letzte Regelblutung bei etwa 52 Jahren, aber jedes Alter zwischen 40 und 55 Jahren oder noch höher gilt ebenfalls als normal.

Wichtig ist, dass Sie in der Zeit um Ihre 40er lernen, gut in sich hineinzuhorchen und keine Ängste zu entwickeln, wenn Sie etwas spüren, was Ihnen Sorgen macht. Sie können wirklich jede Menge für sich tun in dieser Zeit. Im Zweifelsfall sollten Sie sich immer von der Ärztin oder dem Arzt Ihres Vertrauens beraten lassen. Oder Sie blättern weiter zu Kapitel 3 dieses Buches. Hier haben wir viele in der gynäkologischen Praxis erprobte Anwendungen, Tipps und Tricks zusammengestellt sowie Handreichungen für Ihre Ärztin, die Sie mit ihr besprechen können. Das gilt übrigens auch bei schwächeren Beschwerden, die sich nach längerer Zeit einfach nicht verabschieden wollen. Sie sollten immer von Expertinnen abgeklärt werden, um andere Erkrankungen auszuschließen. Seien Sie dabei ganz offen, auch wenn es Ihnen vielleicht peinlich sein sollte, darüber zu reden, dass Ihre Scheide schmerzt beim Sex oder Sie Verstopfung haben. Diese Probleme haben sehr, sehr viele Frauen im Wechsel, aber dagegen lässt sich gut etwas unternehmen.

Was ich meinen Patientinnen jedoch stets sage: Keine Ihrer Wechseljahresbeschwerden müssen Sie still erdulden oder einfach durchmachen. Versuchen Sie es so zu sehen, dass jetzt große Veränderungen in Ihnen zugange sind – im Innern vielleicht genauso wie in Ihrem Außenleben. Sie werden in dieser Zeit jeden Tag einen Tag älter werden, genauso wie seit dem Tag Ihrer Geburt, und es wird unter Umständen die eine oder andere Herausforderung auf Sie warten. Mit allem jedoch können Sie jederzeit umgehen. Seien Sie offen und wohlwollend mit sich und ärgern Sie sich nicht, weil Sie plötzlich klatschnass durchgeschwitzt sind, während Sie an der Supermarktkasse warten, oder weil Sie ständig das Gefühl haben, Pipi machen zu müssen. Ihr Körper ist Ihre beste Freundin. Er will Ihnen ein Zeichen geben, dass etwas nicht im Lot ist und dass Sie ihm dabei helfen können, die Situation wieder ins Gleichgewicht zu bringen. Indem Sie lernen, die „Nebenwirkungen" Ihrer Wechseljahre zu managen, weil Sie gut auf sich hören, bilden Sie die ideale Grundlage dafür, in den nächsten Jahrzehnten gesund und fit zu bleiben.

Was in Ihrem Körper in den Wechseljahren und danach physisch alles geschehen mag, ist das eine. Da keine von uns aber „nur" aus einem Körper besteht, sondern wir auch über einen Geist verfügen, ist es nur logisch, dass auch er ein Wort dabei mitzureden hat, wie wir unsere Wechseljahre erleben. Wie Sie denken und Ihr Leben betrachten, wirkt sehr stark darauf, wie Sie die Wechseljahre erleben, und damit auch, wie Sie sich fühlen. Auch das versuche ich meinen Patientinnen immer wieder mitzugeben: Wenn Sie aktiv Verantwortung für sich übernehmen und aufmerksam beobachten, was in Ihrem Körper passiert, dann können Sie auch etwas dafür tun, damit Sie sich gut oder zumindest besser fühlen. Die Wechseljahre sind die ideale Zeit, in der Sie Selbstfürsorge und Selbstliebe kultivieren können. Sie sind jetzt dran und haben es größtenteils selbst in der Hand, wie Sie durch diese Jahre gehen.

SCHUSS VOR DEN BUG

Pünktlich zu meinem 50. Geburtstag trudelte die Einladung zum Mammographie-Screening bei mir ein. Ich war eher geneigt, dieses Papier in den Müll zu werfen. Wer will denn schon zu einer Risikogruppe gehören? Und in meiner Familie gab es ja auch bisher niemanden mit Brustkrebs. Meine Frauenärztin riet mir allerdings, den Termin wahrzunehmen. Ich ging also hin, die Mitarbeiterinnen waren superfreundlich, alles ging gut. Zehn Tage danach der Schock! Wieder eine Nachricht: Ich sollte mich bitte noch mal im Brustzentrum vorstellen, da zusätzliche Untersuchungen empfehlenswert seien. Der Termin sollte in sieben Tagen stattfinden. In dieser Zeit wurde ich fast verrückt vor Sorge. Allerdings nutzte ich die Wartepause auch, um zu überlegen, wo ich in den letzten Jahren nicht mehr gut auf mich aufgepasst hatte: In den vergangenen drei Jahren hatte ich fünf Kilo zugenommen, und auch den zuverlässig zu jedem Jahreswechsel gefassten Vorsatz, endlich das Rauchen sein zu lassen, hatte ich nicht eingehalten. Mein Fitnessstudio sah zwar regelmäßig Beiträge von mir, nur vor Ort sah es mich nicht. Es war einfach immer zu viel los in der Arbeit; ich bin Erzieherin in einem Kindergarten. Abends war ich nur noch müde und „erholte“ mich mit meinem Mann beim Netflix-Gucken. Wie gesagt, diese sieben Tage nutzte ich zum intensiven Nachdenken über mich und gab Versprechen an mich und an den lieben Gott ab, was ich alles ändern wollte, sollte ich vor einer Krebsdiagnose verschont bleiben. Ich hatte verdammtes Glück! Der vermeintliche Herd war auf der neuerlichen Aufnahme nicht mehr zu sehen und die Ultraschalluntersuchung insgesamt unauffällig. Am gleichen Abend habe ich mit dem Rauchen aufgehört und gehe jetzt wieder jede Woche zum Zumba-Training ins Fitnessstudio. Eines wurde mir in dieser Woche sonnenklar: Ich muss wirklich besser auf mich aufpassen!

Maria, 50 Jahre

THE WAY OF LIFE

Jede Frau geht genauso durch die Wechseljahre wie davor durch bestimmte biologische Lebensphasen. Nach Kindheit und Pubertät stehen uns zwischen dem 14. Lebensjahr und dem 44. Geburtstag ungefähr 30 Jahre zur Verfügung, um schwanger zu werden. Die fruchtbare Phase beginnt etwa im Alter von 13 Jahren, die meisten Mädchen haben in diesem Alter ihre erste Periode (Menarche) und somit den ersten Eisprung erlebt. Sieben Jahre später beginnt die zweite und fruchtbarste Phase der Frau, die sich bis zu ihrem 30. Lebensjahr erstreckt. Jetzt ist ihr Körper am besten in der Lage, schwanger zu werden, und kommt vergleichsweise gut mit Schwangerschaft und Geburt zurecht. Nach dem 30. Geburtstag jedoch nimmt die Fruchtbarkeit nach und nach ab. In Phase vier, mit Beginn der Wechseljahre, ist es nicht mehr so einfach, Mutter zu werden. Das liegt häufig daran, dass Eizellen mit zunehmendem Alter öfter genetische Defekte aufweisen oder kein Eisprung mehr passiert. Die fünfte Phase ist das sogenannte Senium, jetzt ist es nur noch mit erheblicher Nachhilfe aus einem Kinderwunschzentrum möglich, ein Kind zu bekommen. Zusammengefasst: Solang genügend Eizellen da sind, haben Sie einen Zyklus und sind fruchtbar. Sind alle aufgebraucht, beginnt die Menopause. Doch das dauert.

Jedes Mädchen kommt mit einer bestimmten Anzahl von Eizellen zur Welt. Dabei handelt es sich um Vorstufen, sogenannte Ursprungs- oder Primordialfollikel, die noch nicht reif sind. Ein im Mutterleib heranwachsendes weibliches Baby hat im sechsten bis siebten Schwangerschaftsmonat durchschnittlich sieben bis acht Millionen Primordialfollikel in seinen Eierstöcken. Kommt das Baby auf die Welt, ist davon schon ein Großteil zugrunde gegangen. Jetzt hat es noch einen Vorrat

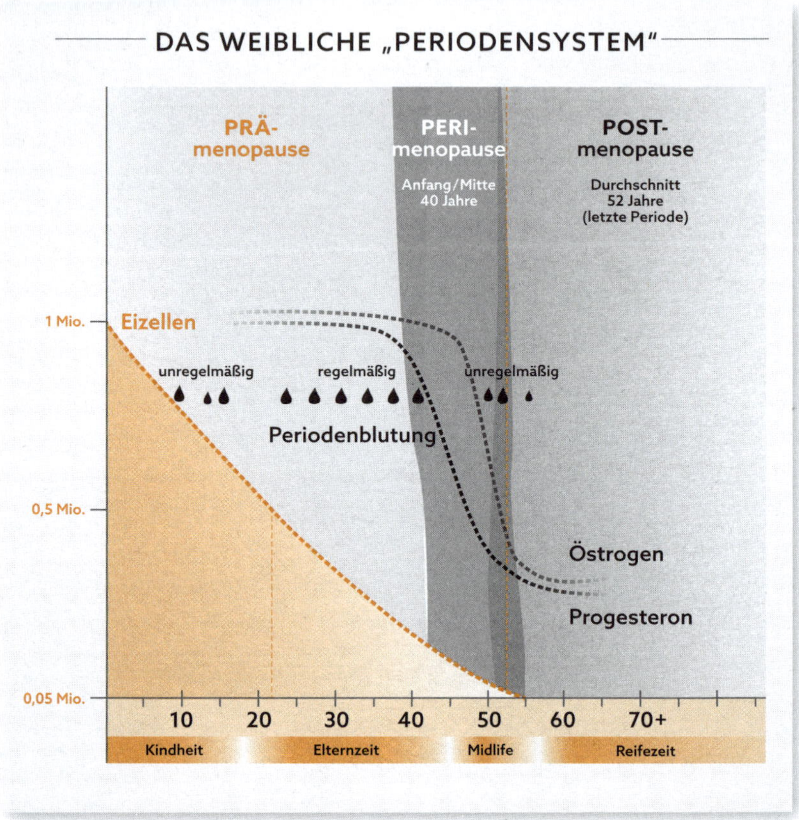

Eizellen nehmen von unserer Geburt an ab.
Sind sie aufgebraucht, haben wir keine Regelblutung mehr.

von ungefähr einer Million, das eine Mädchen mehr, das andere weniger. Und die Natur hat es so eingerichtet, dass es mit dem Verfall der Follikel immer weitergeht: Sobald bei dem Mädchen in der Pubertät die erste Menstruationsblutung einsetzt, ist von dem einstmaligen Riesenvorrat an Eizellen nur noch die Hälfte übrig.

Jetzt sind es noch 300.000 bis 600.000, und auch diese Zahl wird sich von Monat zu Monat weiter verkleinern. Es wird zwar in jedem Zyklus meistens nur eine Eizelle reif, dafür haben die Eierstöcke allerdings im

Vorfeld eine Menge Primordialfollikel zum Heranreifen losgeschickt. Am Ende schafft es meistens nur eine Eizelle bis zur letzten Reifungsstufe. Es gehen also in jedem Zyklus viele Eizellen verloren. Das passiert auch, wenn Sie verhüten, denn dabei wird nur der Eisprung unterdrückt, nicht das Heranreifen.

In den Wechseljahren schließlich, um den 40. Geburtstag einer Frau, wird der Eizellvorrat langsam immer noch kleiner. Besitzen wir in der frühen Phase noch etwa 50.000 bis 25.000 Eizellen, geht er gegen Beginn der Menopause zur Neige, dann sind es noch etwa 10.000 und in der Postmenopause null.

Ihre Ärztin oder Ihr Arzt kann bei einem späten Kinderwunsch einen Anti-Müller-Hormon-Bluttest veranlassen. Damit kann man indirekt feststellen, ob noch Eizellen vorhanden sind. Das Anti-Müller-Hormon (AMH) wird von bestimmten Zellen, den sogenannten Granulosazellen, gebildet, die die Eizellen in verschiedenen Entwicklungsstadien (Primär- und Sekundärfollikel sowie kleine Tertiärfollikel) umgeben. Mit zunehmendem Alter und dem Schwinden der Eizellreserve sinkt auch das AMH im Blutspiegel ab.

Perimenopause, Menopause und Postmenopause nennen wir die drei Hauptphasen der Wechseljahre. Jede hat einen anderen hormonellen Hintergrund zu bieten. Zusammen bilden sie einen Zeitraum des Übergangs, der sich über mehrere Jahre, manchmal auch über Jahrzehnte erstreckt. Wenn Sie die verschiedenen Phasen Ihrer Wechseljahre kennen, verstehen Sie auch, warum sich in ihnen bestimmte typische Symptome zeigen können, die später vielleicht von anderen abgelöst werden. Wichtig ist es, ein Gefühl dafür zu entwickeln, in welcher Phase Sie sich gerade befinden. Ziehen Sie dazu auch gern Ihre Ärztin oder Ihren Arzt zurate.

PERIMENOPAUSE: ES GEHT LOS

Stellen Sie sich vor, was passieren würde, wenn dieser riesige Vorrat an Eizellen, den wir als kleine Mädchen mit auf die Welt bringen, bis zum Ende unseres Lebens reichen würde. Das hieße: fruchtbare Zeiten bis zu unserem Tod. Unsere Hormone würden weiter vor sich hin schaukeln, es gäbe keine Wechseljahresszenarien. Aber wäre das wirklich so wunderbar und wünschenswert? Ich persönlich war über meine Schwangerschaften und Geburten glücklich, und bin es über meine Kinder immer noch und immer wieder. Ich freue mich auch für jede Frau, wenn sie zu dem Zeitpunkt schwanger werden kann, der am besten in ihre Lebensplanung passt. Und wenn das nach dem 45. Lebensjahr ist, soll es so sein. Medizinisch ist heute viel möglich.

Vielleicht hat die Natur es aber so eingerichtet, dass wir nun, da wir dank des medizinischen Fortschritts und unseres Wohlstands einem langen Leben entgegensehen, ein Drittel davon in Ruhe und ohne das monatliche Auf und Ab der Hormone verbringen „dürfen". Und für die 50.000 bis 25.000 Eizellen, die uns zu Beginn der Wechseljahre noch zur Verfügung stehen, heißt das, dass der Körper langsam die Strukturen abbaut, die nötig sind, um Eireifung, Eisprung, Schwangerschaft und Geburt zu sichern. Es ist ein bisschen so, als ob unsere innere Marie Kondo für Ordnung sorgt, damit wir uns den neuen Gegebenheiten anpassen. Wir brauchen nicht mehr die große Ausstattung, die einmal für eine Million Eizellen nötig war. Ab jetzt reicht ein minimalistisches Equipment, das sich ja auch ganz gut macht…

Für unser Gleichgewicht bedeutet das allerdings erst einmal Unruhe. Es ist so, als ob sich aus einem Film, für den mehrere Regisseure engagiert waren, einer nach dem anderen zurückzieht – ohne klare Anweisungen zu hinterlassen, wie der Dreh bis zum Ende des Films organisiert werden soll. Bis das verbliebene Personal übernommen hat und wieder Ruhe einkehrt, kann es am Set verständlicherweise etwas chaotisch zugehen. Da jeden Monat weiterhin Follikel schwinden, kommt es zu ersten Unruhen und Befindlichkeitsstörungen. Diese sind schwächer oder stärker spürbar. Sobald sich die hormonellen Abläufe ändern, beginnt die sogenannte Perimenopause.

Wann es losgeht

Der Begriff „Perimenopause" kommt, wie häufig in der Medizin, aus dem Griechischen und heißt so viel wie „um die Menopause herum", also um die letzte Menstruation. Denn bis die Periode ausbleibt, dauert es ja noch. In dieser Zeit kann sich vieles verändern: im Körper, im Geist, im Gefühlsleben, in Beziehungen. Dass es diese Phase vor der letzten Periode gibt, ist vielen Frauen nicht ganz oder gar nicht klar. Sie setzen die Menopause gleich mit dem Wechsel. Der beginnt aber weitaus früher, in aller Regel mit Mitte 40, und dauert im Schnitt vier Jahre.

Doch das Wechseljahre-Drehbuch kennt noch andere Szenarien: In denen dauert die Perimenopause nur ein paar Monate, oder aber sie zieht sich länger hin, bis zu sechs Jahre. Und manchmal schreibt das Drehbuch vor, dass sie schon in den späten 30ern beginnt und erst nach bis zu zehn Jahren wieder abtritt.

Das kann ja wohl nicht wahr sein, denken Sie jetzt? Erinnern Sie sich bitte an Ihre Pubertät. Auch sie war ein allmählicher Prozess, der sich ganz schön hinzog. Es dauerte eine Weile, bis sich ein Rhythmus von etwa 28 Tagen eingespielt hatte, in dem Ihre Eierstöcke in bestimmten Wochenzyklen Östrogen und Progesteron freisetzen, ein Eisprung ausgelöst wird, der Aufbau der Gebärmutterschleimhaut startet und die Periode beginnt. Jetzt setzt das Szenario am anderen Ende ein, und Sie erleben Ihre Pubertät noch einmal, nur eben umgekehrt.

Genauso wenig, wie sich der Beginn der Pubertät voraussagen lässt, kann man punktgenau sagen, wann es mit der Perimenopause losgeht. Irgendwann – nach etwa 30 Jahren mit mehr oder minder regelmäßigen Monatszyklen – bemerken viele Frauen, dass sie nicht mehr so gut durchschlafen, schlecht gelaunt, traurig oder panisch sind, ohne einen Grund zu haben, oder dass sie nachts aufwachen und sich umziehen müssen, da sie völlig nass geschwitzt sind. Weil der Zyklus jetzt noch regelmäßig sein kann, kommen viele Frauen gar nicht auf die Idee, dass das schon ihre Wechseljahre sein könnten.

Es kommt noch mehr hinzu

Und dazu kommen weitere, noch subtilere Anzeichen, die Frauen normalerweise ebenfalls nicht als hormonell verursacht auf dem Schirm haben. Das eine sind stärkere prämenstruelle Symptome (PMS), wie Brustspannen und Menstruationskrämpfe, aber auch Migräne, Stimmungsschwankungen, Energielosigkeit, bis hin zu

Konzentrationsproblemen oder Wortfindungsstörungen. Wer einmal schwanger war, kennt diese Form von „Gehirnnebel“ (engl. brain fog; siehe auch Seite 122). Dabei hängt jedes Symptom jeweils davon ab, welches Geschlechtshormon gerade auf Talfahrt und welches im Hoch ist. Hinzu kommt naturgemäß das Leben selbst und alles, was sonst noch so im Alltag los ist. Vielleicht kommen Kinder jetzt in die Pubertät und werden anstrengend, oder sie sind groß und ziehen aus, oder es besteht ein unerfüllter Kinderwunsch, der traurig macht. Beziehungen verändern sich genauso wie Beruf und Karriere, und Trennung und Scheidung sind in diesem Alter keine Seltenheit, das tut weh. Vielleicht versuchen jüngere Kolleginnen und Kollegen zu „übernehmen“, das stresst zusätzlich. Eltern werden gebrechlich oder sterben.

Vermutlich spielen in diesem gesamten Szenario auch die Gene und der Lebensstil eine Rolle – Genaues weiß man dazu allerdings aktuell noch nicht. In der Perimenopause ist auf jeden Fall jede Menge geboten, und nicht immer nur unbedingt von der Sorte, die das Leben amüsanter macht.

Zwei Phasen: frühe und späte Perimenopause

Die Perimenopause wird normalerweise nochmals in zwei Phasen unterteilt: die frühe und die späte Perimenopause.

In der frühen Perimenopause – früher auch menopausaler Übergang genannt – zeigen sich die ersten Anzeichen des schwindenden Eizellvorrates. Die sogenannte Kohorte an Eizellen, die jetzt monatlich heranreift, wird weniger, und deshalb werden auch weniger Hormone hergestellt. Weniger Eizellen heißt, dass zuallererst das Progesteron absinkt. Typisch sind deshalb jetzt Symptome, für die der niedrigere Spiegel des Beruhigungshormons Progesteron – Ärzte nennen es auch natürliches Valium – verantwortlich ist (siehe auch Seite 46). Neben heftigeren PMS-Beschwerden sind Stimmungsschwankungen sowie Schlafprobleme häufig in dieser Phase. Der Mix aus wenig Schlaf und blank liegenden Nerven macht viele Frauen regelrecht fertig. Jetzt kann es auch dazu kommen, dass die Abstände zwischen den Periodenblutungen kürzer werden. Wenn die Menstruation alle 23 oder 25 Tage kommt, kann das zusätzlich Kraft rauben. Die Follikelphase – der erste Teil des Menstruationszyklus – verkürzt sich, und der Eisprung findet schneller statt. Zudem ist nach dem Eisprung die Produktion von Progesteron vermindert. Jetzt machen Sie Bekanntschaft mit der Östrogendominanz. Der Spiegel der beiden Geschlechtshormone ist nicht mehr ausbalanciert, das Östrogen dafür manchmal höher als zuvor.

Es ist sehr wichtig, sich klarzumachen, dass jetzt die Zeit des Progesteronmangels herrscht. Viele natürliche Arzneien gegen Wechseljahresbeschwerden sind allerdings so angelegt, dass sie bei Östrogenmangel helfen sollen. Nur herrscht ja jetzt hier noch gar keine richtige Not. Wenn Sie jedoch in dieser Phase zu solchen „Hilfsmitteln" greifen oder versuchen, sich mit Phytoöstrogenen aus der Nahrung (siehe Seite 204) oder Apotheke etwas Gutes zu tun, ist es so, als würden Sie Spiritus ins Feuer gießen. Diese Präparate sind erst dann sinnvoll, wenn das Östrogen sinkt, und bis dahin ist noch Zeit.

Viele perimenopausale Frauen weisen extrem hohe Östrogenspiegel auf, sie liegen teilweise sogar höher als der Östrogenhöhepunkt im Monatszyklus von jüngeren Frauen. Doch die Östrogenspiegel befinden sich nicht nur in schwindelnden Höhen, sie schwanken auch noch, und das sorgt für Chaos. Das jetzt allein wirksame Östrogen verstärkt das Wachstum der Gebärmutterschleimhaut, weshalb es zu heftigeren und schmerzhaften Regelblutungen kommen kann (mehr dazu ab Seite 88). Fehlendes Progesteron kann sich übrigens auch durch Schmierblutungen in der dritten und vierten Zykluswoche bemerkbar machen.

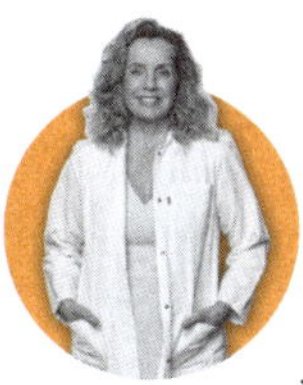

MEINE EMPFEHLUNG

Es kommt vor, dass Frauen schon mit 35 Jahren den Hormonumbau der Wechseljahre erleben. Das betrifft zum Beispiel junge Frauen, die im Rahmen einer Krebsbehandlung eine Chemotherapie erhalten haben, denn die Medikamente können die Funktion der Eierstöcke beeinträchtigen. Auch nach bestimmten

Autoimmunkrankheiten kann sich ein vorzeitiger Wechsel einstellen oder bei Frauen, die mit einem etwas kleineren Eizellvorrat zur Welt gekommen sind. Bei unter 45-Jährigen, bei denen sich Wechseljahresanzeichen bemerkbar machen, ist ein Hormontest empfehlenswert (siehe Seite 71). Denn wenn die Eierstöcke schon früher ihre Produktion einstellen, erhöht sich das Risiko für Osteoporose, Herz-Kreislauf-Erkrankungen sowie für kognitive Einbußen und Demenz. Mehr zu diesen Beschwerdebildern erfahren Sie ab Seite 84. Die Richtlinie der European Menopause and Andropause Society (EMAS) empfiehlt diesen Frauen deshalb eine Hormonersatztherapie, da sich mit ihr, so die Wissenschaftler, bis zum Alter von 50 Jahren das Brustkrebsrisiko nicht erhöhe. Das gilt selbstverständlich nicht für Frauen mit hormonabhängigen Tumoren.

Der fein abgestimmte Rhythmus aus FHS, LH, Progesteron und Östrogen ist in dieser Phase aus dem Lot, alles gerät ins Schwanken. Immer häufiger bleibt der Eisprung aus, und die nicht gesprungene Eizelle wächst munter weiter. Dadurch wird jede Menge Östrogen gebildet, bei Progesteron hingegen herrscht jetzt richtig Mangel. Ob das Östrogen zu hoch und das Progesteron zu niedrig ist, merken Sie selbst an folgenden Anzeichen, denn Ihr Körper sagt Ihnen immer, was los ist:

- Die Periode ist unregelmäßig oder aus dem Rhythmus mit starken Blutungen und kürzeren Abständen (25 Tage)
- Die Periodenblutung kann sehr stark sein und lang anhaltend
- kleinere Zwischenblutungen und/oder Ausfluss alle zwei Wochen
- PMS-Symptome verschlimmern sich
- Kopfschmerzen oder Migräne kurz vor der Periode
- stärkere Menstruationskrämpfe
- empfindliche, schmerzhafte und geschwollene Brüste
- Manchmal finden sich beim Tasten gutartige Knoten in der Brust
- Auch in der Gebärmutter können gutartige Tumore entstehen
- Wassereinlagerungen

- Gefühl, aufgebläht zu sein
- Gewichtszunahme am Bauch, aber auch an Hüften und Oberschenkeln, ohne Veränderung der Ess- und Bewegungsgewohnheiten
- Stimmungsschwankungen und depressive Verstimmungen
- Stoffwechsel wird träger
- Müdigkeit, Erschöpfung
- Schlafstörungen
- nächtliches Schwitzen während der Periode

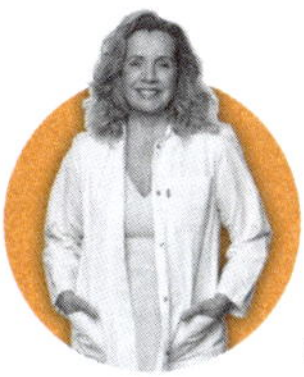

WERTE CHECKEN LASSEN

Wenn Sie mindestens drei Anzeichen davon bei sich bemerken, scheuen Sie sich nicht, Ihre Ärztin oder Ihren Arzt um Rat zu bitten. Auch jetzt kann bereits eine Hormonersatztherapie Beschwerden erleichtern. In bestimmten Fällen sind dazu dann Hormontests tatsächlich sinnvoll. Ihre Ärztin wird dabei die typischen Schwankungen mit einberechnen und die Ergebnisse mit Ihren Symptomen abgleichen. Oft macht sie auch einen Abstrich der Scheide, um den pH-Wert festzustellen. Das ist ein weiterer Hinweis auf die Wechseljahre. Vor der Menopause liegt der pH-Wert der Vagina zwischen 3,8 und 4,4. In der Postmenopause steigt er auf 6 bis 7 an. Das liegt dann am sinkenden Östrogen.

Manche Symptome, die für eine Östrogendominanz sprechen, sind denen einer Schilddrüsenerkrankung sehr ähnlich, die manche Frauen in den Wechseljahren entwickeln können. Am besten, Sie lassen sowohl die Schilddrüsenhormone als auch die Östrogen- und Progesteronwerte im Verhältnis zueinander bestimmen.

Es gibt noch mehr Ursachen für einen erhöhten Östrogenspiegel, die Sie selbst in den Griff bekommen können. Bei Übergewicht und einer daraus entstandenen Insulinresistenz hilft beispielsweise eine Gewichtsreduktion (mehr dazu auf Seite 127). Auch chronischer Stress erhöht das Östrogen. Hier hilft es, besser auf sich zu achten, sich mehr zu bewegen und zu entspannen. Alkohol spielt einer Östrogendominanz ebenfalls in die Hände. Sogenannte Xenoöstrogene aus Lebensmitteln mit Zusatzstoffen (Fertigprodukte), aus Reinigungsmitteln, Kleidung, Plastikverpackungen und Kosmetik können Ihren Hormonhaushalt ebenfalls empfindlich stören. Es sind Stoffe, die wie Östrogen im Körper wirken oder anderweitig in den Hormonhaushalt eingreifen. Kaufen Sie deshalb regionale und Bio-Produkte, wenn es um Ihr Essen geht (siehe dazu auch Seite 198). Verwenden Sie im Haushalt möglichst BPA-freie Plastikprodukte und versuchen Sie, Plastik zu reduzieren. Natürliche Reinigungsmittel sind frei von Xenoöstrogenen.

Unterstützen Sie außerdem Ihre Leber und Ihr Immunsystem. Die Leber macht in der Perimenopause Überstunden, da sie neben ihren sonstigen Entgiftungsaufgaben auch den Abbau überschüssiger Östrogene übernimmt. Gönnen Sie sich ein-, zweimal pro Woche einen Leber-Wickel (siehe unten) und nehmen Sie Bitterstoffe im Essen zu sich, das entlastet Ihre Entgiftungszentrale im Bauch.

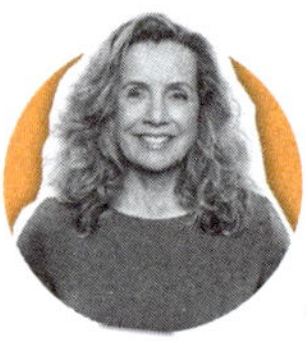

MEIN FAVORIT

Leber-Wickel: Unterstützen Sie Ihre Leber bei ihrer Arbeit im Stoffwechsel und beim Entgiften. Der feuchtheiße Wickel verstärkt die Durchblutung von Leber und Gallenblase, so wird das Abfließen der Galle gefördert. Außerdem wirkt ein Leber-Wickel entspannend auf das parasympathische Nervensystem, das der Regeneration des Organismus und dem Aufbau von Energiereserven dient, er eignet sich zur Linderung von PMS-Beschwerden, Schlafstörungen und als Detox-Anwendung. Die genaue Durchführung des Wickels ist sehr wichtig, ebenso die Einhaltung der Zeitangaben. Am bequemsten ist die Anwendung mit einem Wickeltücher-Set, das Sie in der Apotheke oder im Internet bestellen können. Es besteht aus einem Außentuch, einem Zwischentuch und einem Innentuch. Legen Sie auf Ihr Bett das Außentuch aus Wolle und darauf das Zwischentuch aus

Baumwolle. Kochen Sie Wasser für eine Wärmflasche und befüllen Sie sie. Danach bereiten Sie sich einen Schafgarbentee (Apotheke) nach Anleitung zu, tunken das Innentuch hinein und wringen es gut aus. Sie legen sich nun auf die beiden vorbereiteten Tücher und platzieren das feuchte Innentuch über der Leber auf dem rechten Oberbauch, wickeln die beiden anderen Tücher fest um sich herum und legen die Wärmflasche darüber. Ruhen Sie 30 Minuten, nehmen Sie den Wickel dann ab und schenken Sie sich nochmals 30 Minuten Nachruhe.
Eine Videoanleitung finden Sie auf www.pflege-vademecum.de (Suchbegriff: Schafgarben-Leberwickel).

Notieren Sie für Ihren nächsten Termin bei der Frauenärztin oder dem Frauenarzt genau Ihre Perimenopausen-Symptome und fangen Sie an, ein Menstruationstagebuch zu führen. Dazu können Sie entweder eine Zyklus-App (z. B. mimeno) nutzen oder einfach ein Notizbuch. Wichtig zu wissen ist, dass in der Perimenopause die Menstruation anfangs zwar noch regelmäßig kommt, aber der Zyklus sich im Lauf der Zeit um ein bis zwei Tage verkürzt. Sie können auch alles in einem Wechseljahrestagebuch zusammenführen, in dem Sie ebenfalls notieren, ob und wie bestimmte Lebensmittel, Getränke, Schlaf- oder Stresssituationen auf Sie wirken und ob sich daraus Beschwerdesymptome ergeben. Mit einem solchen Tagebuch entwickeln Sie auch ein besseres Körpergefühl, denn Sie „lernen“ beim Schreiben, was Sie jetzt brauchen und was Ihnen guttut.

Wichtig: Denken Sie daran, dass Sie während der gesamten Perimenopause noch schwanger werden können. Auch bei Frauen in ihren 50ern kann es zu einer natürlichen Schwangerschaft kommen. Was für die einen noch ein großer Wunsch ist, ist es für die anderen vielleicht nicht mehr. Als Faustregel gilt deshalb: Sind Sie unter 50, wenn Sie Ihre letzte Periode erleben, sollten Sie noch zwei Jahre lang verhüten. Haben Sie Ihren runden Geburtstag schon gefeiert, genügt in der Regel ein Jahr. Besprechen Sie die für Sie passende Verhütungsmethode mit Ihrer Ärztin oder Ihrem Arzt.

Die nächste Doppelseite können Sie als Kopiervorlage für Ihr Wechseljahre-Tagebuch nutzen. →

Mein Wechseljahre-Tagebuch

TAG & MONAT:

GEWICHT: *(1 × wiegen/Woche)*

BAUCHUMFANG: *(1 × messen/Woche)*

PERIODE: *(stark, mittel, leicht, Schmierblutung, Besonderheiten)*

MORGENS

WIE GEHT ES MIR? *(Beschwerdesymptome)*

MEINE STIMMUNG:

WANN EINGESCHLAFEN? WANN AUFGEWACHT?

WIE GESCHLAFEN?

WAS GETRÄUMT?

WAS HABE ICH GEGESSEN?

WAS UND WIE VIEL HABE ICH GETRUNKEN?

MITTAGS

WIE GEHT ES MIR? *(Beschwerdesymptome)*

MEINE STIMMUNG:

STRESSBELASTUNG: *(hoch, mittel, niedrig)*

SYMPTOME: Unterleibsschmerzen = **U**, Brustspannen = **BS**, Schwitzen = **S**, Verdauungsstörungen = **VS**, kalte Hände und Füße = **KH**, Gelenkschmerzen = **G**, Müdigkeit = **M**, depressive Verstimmungen/Stimmungsschwankungen = **DV**, Vergesslichkeit = **V**, Libidoverlust = **L**

WAS HABE ICH GEGESSEN:

WAS UND WIE VIEL HABE ICH GETRUNKEN:

ABENDS

WIE GEHT ES MIR? *(Beschwerdesymptome)*

MEINE STIMMUNG:

STRESSBELASTUNG: *(hoch, mittel, niedrig)*

WAS HABE ICH GEGESSEN?

WAS UND WIE VIEL HABE ICH GETRUNKEN?

BEWEGUNG ÜBER DEN TAG: *(was und wie lange?)*

SEX GEHABT? *(ja, nein)*

MEDIKAMENTE, DIE ICH EINGENOMMEN HABE:

ANWENDUNGEN: *(z.B. Leber-Wickel, welche und wann, welche Wirkung?)*

WAS HEUTE ALLES GUT WAR:

THEMA FÜR MEINEN NÄCHSTEN ARZTBESUCH:

VON WEGEN HONEYMOON

Ich konnte es nicht glauben. Nach Jahren völliger Beschwerdefreiheit fängt plötzlich und aus dem Nichts heraus meine Blase an zu brennen. Als 20-Jährige hatte ich öfter zu tun mit Honeymoon-Zystitis nach dem Sex oder auch, wenn ich nach dem Schwimmen nicht schnell genug den Bikini gewechselt habe. Eine Blasenentzündung tut so verdammt weh. Damals habe ich oft Antibiotika genommen und mir nicht viel dabei gedacht. Mittlerweile bin ich da weitaus vorsichtiger, man hört so viel von Resistenzen. Dann wirken sie bei Bedarf nicht mehr. Außerdem hatte ich ja ewig nichts mehr an der Blase gehabt. Jetzt ging es also wieder los und zwar ohne Honeymoon und ohne ausgekühlten Unterleib – einfach so. Mein Hausarzt untersuchte den Urin und verschrieb mir dann doch ein Single-Shot-Antibiotikum. Das half genau fünf Tage, dann stand ich wieder bei ihm auf der Matte. Er gab ein weiteres Antibiotikum, das ich nun mehrere Tage lang hintereinander einnahm. Half auch nichts! Also habe ich mich an meine Gynäkologin gewendet. Die klärte mich darüber auf, dass meine Scheide trockener würde, weil ich in den Wechseljahren sei, und diese Trockenheit sei ein guter Nährboden für Keime. Daher also die Blasenentzündung. Ich bekam Vaginalzäpfchen mit ganz wenig Östrogen darin und siehe da: Die Entzündung ging sofort zurück und mein Scheideninnenleben fühlte sich auch gleich viel besser an.

Christine, 59 Jahre

Die späte Perimenopause – oder auch später menopausaler Übergang – setzt bis drei Jahre vor der Menopause ein. Durch die immer weiter geschwundene Anzahl von Eizellen kommt es noch seltener zu einer Eireifung. Der Östradiolspiegel schwankt, und der Zyklus verlängert sich um bis zu 60 Tage. Das merken Sie daran:

- Ihr Zyklus wird immer länger
- Ihre Menstruation kommt jetzt unregelmäßiger oder bleibt hin und wieder ganz aus
- Die Blutungen sind deutlich leichter oder schwerer als sonst

Jetzt lösen sich die Symptome der Östrogendominanz in Wohlgefallen auf, dafür machen sich Anzeichen für einen niedrigeren Östrogenspiegel bemerkbar. Auch für die späte Perimenopause sind unregelmäßige Östrogenspiegel mit höheren Ausschlägen typisch, gekoppelt an einen niedrigeren Progesteronspiegel, schwankendem FSH und langsam steigendem LH.

Ihr Körper reagiert auf den Östrogenmangel mit neuen Symptomen wie Blasenschwäche, Gedächtnisstörungen, Hitzewallungen, depressiven Verstimmungen, Erschöpfung, Libidoverlust, nächtliche Schweißausbrüche, Schlafstörungen. Auch nehmen Frauen jetzt merklich zu, das „Meno-Bäuchlein" wächst. Weil Östrogen auch wichtig für den Haarwuchs ist, wird es auf dem Kopf ein wenig spärlicher. Die Haut kann dafür wieder zu Pickeln neigen, wie Sie es vielleicht aus den Zeiten vor der Periode kennen. Jetzt ist die Phase, in denen Sie in Absprache mit Ihrer Ärztin oder Ihrem Arzt mit einer Hormonersatztherapie (HET) oder wirksamen pflanzlichen Mitteln dem Östrogenmangel zu Leibe rücken können.

Sobald die Menopause einsetzt, klingen die Symptome der Perimenopause ab. Was bleibt, sind Scheidentrockenheit und die dünner werdende Haut in der Scheide. Wie Sie sie in den nächsten Jahren am besten pflegen, erfahren Sie ab Seite 145.

JETZT NOCH EIN BABY

Frauen, die mit über 35 Jahren schwanger werden, gehören zu den sogenannten Spätgebärenden. Kein schönes Wort. Klingt ein bisschen nach „zu" spät. Dabei ist es heutzutage völlig normal, dass Frauen zwischen 35 und 40 ihr erstes Kind bekommen. Weil wir in diesem Alter auch körperlich weit fitter sind als Frauen vorangegangener Generationen, ist das in der Regel kein Problem. Die meisten jungen Frauen widmen sich heute erst einmal ihrer Karriere, um unabhängig zu bleiben, bevor sie ans Kinderkriegen denken. Nicht wenige finden außerdem den „richtigen" Partner oder die „richtige" Partnerin erst weit jenseits ihres 30. Geburtstages. Der Kinderwunsch verschiebt sich dabei naturgemäß nach hinten. Die biologische Uhr lässt sich allerdings nicht so einfach zurückdrehen. Dennoch gibt es keine allgemeingültige Altersgrenze, bis zu der eine Frau schwanger werden kann, solang in den Eierstöcken noch fruchtbare Eizellen vorhanden sind. Außerdem kann sich jede Frau selbst dabei unterstützen, indem sie einen gesunden Lebensstil pflegt. Dazu gehören eine ausgewogene Ernährung, ein normales Körpergewicht, regelmäßiger Sport, keine Zigaretten und kein Alkohol, kein negativer Dauerstress, eine gesunde Schilddrüse und vor einer geplanten Schwangerschaft die Aufnahme von Folsäure. Einige Frauen entscheiden sich vorsorglich auch für das Einfrieren von unbefruchteten Eizellen (Social Freezing) in einem Kinderwunschzentrum. Das verbessert die Chancen auf eine spätere Schwangerschaft, wenn es von der Lebensplanung her besser passt.

Rund zwei bis sieben Prozent der Frauen jenseits der 40 werden spontan schwanger. Zum Vergleich: Bei Frauen zwischen dem 20. und 25. Lebensjahr liegt die Rate bei rund 30 Prozent, ab 45 Jahren nur noch bei 0,2 Prozent. Eine Schwangerschaft mit 45 oder 50 ohne eine zusätzliche Fruchtbarkeitsbehandlung ist biologisch nur noch selten möglich. Prof. Wilfried Feichtinger, der 2021 verstorbene „Vater" des ersten durch künstliche Befruchtung entstandenen Babys in Österreich und Gründer des Wiener Wunschbaby Instituts, betonte stets, dass die Reproduktionsmedizin zwar heute sehr weit fortgeschritten sei, aber keine Wunder möglich mache. Jünger zu sein, sei im Zweifelsfall besser. Das gilt auch für eventuelle Komplikationen in der Schwangerschaft, die zwar grundsätzlich alle Altersgruppen betreffen, das Risiko für Erkrankungen wie Bluthochdruck oder Schwangerschaftsdiabetes steigt jedoch ab dem 35. Lebensjahr von 10,5 auf 19 Prozent an. Statistisch gesehen erhöht sich zudem die Fehlgeburtenrate mit zunehmendem Alter der Frau. Liegt das Risiko für einen Abort oder eine Fehlgeburt bei jungen Frauen unter zehn Prozent, steigt es bei 45-Jährigen auf 50 Prozent und bei 50-Jährigen auf über 90 Prozent an.

Was heute immer normaler und akzeptabler wird, dass nämlich eine Frau erst um die 40 ihr erstes Kind bekommt, war lange nicht so. Im Gegenzug galt es immer schon als salonfähig, wenn ältere Männer mit deutlich jüngeren Frauen noch Kinder zeugten. Allerdings liegt die

Vermutung nahe, dass in dieser Konstellation die jüngere und vermutlich fittere Frau auch das Babyhüten übernimmt. Man denke nur an die kurzen Nächte mit einem Neugeborenen.

Sind Mutter und Vater dagegen beide schon etwas älter, liegt hierin ein deutlicher Nachteil später Elternschaft: Nächtliche Wachstunden steckt man nicht mehr so leicht weg, vor allem, wenn man morgens früh rausmuss. Auch das Risiko von Erkrankungen in und auch jenseits der Schwangerschaft ist ein bedenkenswertes Thema. Zudem fallen die Wechseljahre der Mutter manchmal mit der Kleinkindzeit zusammen, was eine besondere Herausforderung sein kann. Dafür gibt es aber auch einiges, was für die spätere Familiengründung spricht: Die Eltern haben mehr Lebenserfahrung, sind gelassener, die Karriereplanung ist weitgehend abgeschlossen, auch die finanziellen Verhältnisse sind jetzt meist gesichert, zumal immer mehr Frauen selbst für ihr Alter vorsorgen. Das alles schafft mehr Raum und Zeit für Kinder. Forscher des Max-Planck-Instituts für demografische Forschung fanden jedenfalls in einer 2015 publizierten Untersuchung (39) heraus, dass Eltern zufriedener sind, wenn sie erst nach ihrem 34. Lebensjahr ihr erstes Kind bekommen. Auch Jahre später fühlten sie sich insgesamt glücklicher als vor der Geburt ihres Kindes.

Sollten Sie sich Unterstützung wünschen für Ihren Kinderwunsch, finden Sie sie bei Ihrer Gynäkologin und in einer Kinderwunschpraxis.

MENOPAUSE: CIAO, PERIODE!

Nach der bisweilen mehrjährigen Perimenopause beansprucht die Menopause im Vergleich dazu nur einen Augenblick. Streng genommen dauert dieses Ende der Wechseljahre genau einen Tag. Das ist der, an dem Ihre Periode ausbleibt und nach dem es in den folgenden zwölf Monaten nicht zu erneuten Blutungen kommt. Das Durchschnittsalter einer Frau dafür liegt bei 52 Jahren. Die Menopause lässt sich logischerweise nur im Nachhinein feststellen, schließlich wissen wir in diesem Moment nicht, ob die Menstruation noch einmal einsetzt oder nicht. Ist die Regelblutung dann aber zwölf Monate ganz ausgeblieben, hat es sich bei der letzten sehr wahrscheinlich um die Menopause gehandelt.

Gute Neuigkeiten für alle Frauen, die erst mit über 50 ihre letzte Regel haben und mindestens zwölf Jahre alt waren, als sie ihre erste Periode bekamen: Eine relativ spät einsetzende Menarche, eine spät beginnende Menopause und mindestens 40 fruchtbare Lebensjahre können die Lebenserwartung von Frauen erhöhen. Den Zusammenhang dieser drei Faktoren konnte eine Studie der San Diego School of Medicine der Universität Kalifornien (44) zeigen. Bei der Auswertung dieser Langzeituntersuchung stellte sich auch heraus, dass Frauen, die spät ihre erste Regelblutung bekommen hatten, häufiger von Herz-Kreislauf-Problemen verschont blieben.

Eine Möglichkeit, um die Menopause hinauszuzögern, identifizierten zwei Wissenschaftlerinnen aus Großbritannien (3). Sie nutzten dafür Daten der über zehn Jahre angelegten SWAN-Langzeitstudie (48) und kamen zu dem Ergebnis, dass Frauen (bei Studienbeginn lag das Durchschnittsalter der Frauen bei 45 Jahren), die jede Woche Sex hatten, deutlich später in die Wechseljahre kamen als diejenigen, die nur einmal im Monat oder seltener Liebe machten. Wahrscheinlich ist aber das Alter, in dem eine Frau ihre letzte Periode hat, erblich bedingt. Das bedeutet, dass die Menopause bei Müttern und Töchtern ungefähr im gleichen Alter eintritt. Wermutstropfen: Ein späterer Eintritt in die Menopause gilt als Risikofaktor für hormonsensitiven Brustkrebs.

POSTMENOPAUSE: PEACE, LOVE AND HAPPINESS

Wenn Sie zwölf Monate in Folge keine Regelblutung mehr gehabt haben, beginnt die Postmenopause. Sie kann man unterteilen in eine frühe postmenopausale Phase mit Einsetzen der letzten Menstruation und anschließend zwölf Monaten ohne Regelblutung (Amenorrhoe) und in eine späte postmenopausale Phase. In der frühen Phase schwanken die FSH-Werte im Blut noch und der Östradiolspiegel fällt ab. Im weiteren Verlauf steigen die FSH-Werte weiter an und Östradiol sinkt. Diese Phase dauert etwa zwei Jahre, in denen Wechseljahresbeschwerden, vor allem Hitzewallungen, sehr wahrscheinlich sind.

In der späten Postmenopause bleibt der Hormonspiegel dann stabil. Damit hat Ihr Körper seine neue Normalität erreicht. Sie haben jetzt keine Periode und keinen Eisprung mehr, und eine Schwangerschaft ist unmöglich, weil keine Eizellen mehr vorhanden sind. Ungefähr zwischen dem 60. und 65. Lebensjahr enden die Wechseljahre, danach beginnt das sogenannte Senium. Östrogen und Progesteron sind dauerhaft niedrig, die beiden anderen Sexualhormone FSH und LH entsprechend erhöht, der Testosteronspiegel bleibt unverändert. Der Hormonlevel ist stabil, was man auch anhand eines Hormontests feststellen kann. Der liefert jetzt ein klares Ergebnis, weil die Schwankungen nur noch geringfügig sind. Der Körper hat sich der neuen Hormonsituation angepasst. Falls sich in der Perimenopause typische Beschwerden eingestellt haben, schwächen sich diese jetzt ab oder verschwinden ganz mit Ausnahme der vaginalen Trockenheit und Blasenbeschwerden.

Weil in dieser Phase die männlichen Geschlechtshormone keine natürlichen Gegenspieler mehr haben, kann es zu einem leichten Übergewicht an Androgenen kommen. Da nun die Wirkung des Hormons Östrogen nachlässt, das dem Körper viele Jahre lang eine Art Rundumschutz vor verschiedenen Krankheiten gegeben hat, werden die Schleimhäute jetzt trockener, die Haare dünner, und es bilden sich mehr Fältchen auf der Haut. Außerdem verlieren jetzt die Knochen an Dichte. Sprechen Sie rechtzeitig mit Ihrer Ärztin oder Ihrem Arzt darüber, was Sie für Ihre Knochen tun können. Darüber hinaus können Sie viel für sich selbst tun, indem Sie für eine ausreichende Kalzium- und Vitamin-D_3-Versorgung achten und regelmäßig Ihre Muskeln trainieren (mehr dazu ab Seite 156).

Wichtig: Normalerweise ist mit den Menstruationsblutungen jetzt Schluss. Sollten Sie in der Postmenopause dennoch eine Blutung erleben, suchen Sie bitte Ihre Frauenärztin auf und lassen sich untersuchen. Sie kann ausschließen, ob die Blutung durch eine Krebserkrankung in der Gebärmutter oder dem Gebärmutterhals ausgelöst wurde.

Wenn Sie einem fitten Lebensdrittel entgegensehen wollen, sollten Sie jetzt einen gesunden Lebensstil zu Ihrer Lieblingsbeschäftigung machen. Keine Sorge, es macht viel mehr Spaß, sich gut um sich zu kümmern, als es zu lassen. Und: Nutzen Sie die angebotenen ärztlichen Vorsorgeuntersuchungen.

Worauf Sie sich jetzt freuen können

Auch wenn unsere Periode das natürlichste der Welt ist und wir glücklich sein dürfen, wenn hier alles reibungslos funktioniert, so schränken die Tage um die Menstruation den Alltag doch auch ein. Und diese Einschränkungen sind nun passé. Sie brauchen keine Binden, Tampons & Co. mehr, auch kein WC in der Nähe (außer, die Blase macht gerade zu schaffen). Und ein kleines Vermögen sparen Sie auch, wenn Sie die Menopause durchlaufen haben. Auf dem Einkaufszettel stehen auch keine Verhütungsmittel mehr.

Ein weiteres großes Plus: Frauen, die unter Menstruationsbeschwerden und PMS litten, können endlich aufatmen und müssen nicht mehr jeden Monat tapfer sein! Zyklusbedingte Beschwerden wie Endometriose und Myome oder auch Migräne beruhigen sich, und last, but not least: Sie können jetzt ganz entspannt Ihre Sexualität genießen ohne Furcht vor einer ungewollten Schwangerschaft. Denn die Verhütung in festen Beziehungen übernehmen zum Großteil ja nach wie vor wir Frauen, und auch damit ist jetzt Schluss. Das Kapitel Pille, Spirale & Co. gehört der Vergangenheit an.

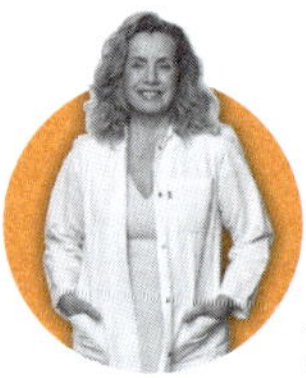

WIE LANGE HAT DAS ALLES NUN GEDAUERT?

Das ist gar nicht so leicht zu beantworten, denn jede Frau schreibt ja ihr eigenes Wechseljahre-Drehbuch. Entweder Sie berechnen nur den Zeitraum, in dem Sie Symptome verspüren, oder Sie rechnen alles zusammen, also die Zeit der Perimenopause, die zwölf Monate ohne Periode nach der Menopause, die frühe Postmenopause und die Zeit, in der sich alles wieder einpendelt. Je nachdem, kann sich der Zeitraum im Schnitt über fünf bis 15 Jahre hinziehen.

Körpersprache

In unserem wunderbaren Frauenkörper ist unsere Fruchtbarkeit eng verbunden mit der Gesundheit von jedem wichtigen Organ in unserem Körper. Wenn die Fruchtbarkeitshormone zu schwanken beginnen, können wir das deshalb an den verschiedensten Stellen von Kopf bis Fuß bemerken. Muss aber nicht sein. Für alle Frauen, die die Zeit jedoch turbulenter erleben, schauen wir uns auf den nächsten Seiten mal genau an, was alles auf Ihrer Wechseljahres-Agenda stehen kann. Und vor allem, was Sie Wohltuendes für sich selbst bewirken können. Das ist, wie Sie sehen werden, eine ganze Menge. Und wenn Sie sich mehr Unterstützung wünschen, haben wir auch Empfehlungen für Ihre Ärztin oder Ihren Arzt.

EINE MEDIZIN FÜR FRAUEN

Bei den gesundheitlichen Empfehlungen zu den häufigsten Beschwerden in den Wechseljahren hat uns der Wunsch vieler Frauen nach einer ganzheitlichen Medizin geleitet. Ich habe die Erfahrung gemacht, dass immer mehr Frauen ursachenorientiert behandelt werden wollen und nicht nur nach Symptomen. Sie möchten Verantwortung für ihre Gesundheit übernehmen und mit ihrer Ärztin oder ihrem Arzt auf Augenhöhe sprechen und mitentscheiden, wenn es um die Behandlung ihrer Beschwerden geht. „Natürliche" Methoden, die die Selbstheilungskräfte aktivieren und wenig Nebenwirkungen haben, sind einerseits ein Lifestyle-Trend, andererseits aber auch die beste Ergänzung zur Schulmedizin, die uns zur Verfügung steht. Mittlerweile sind wir hier mit einem großen Erfahrungsschatz ausgestattet, der teilweise auch durch wissenschaftliche Untersuchungen gut belegt werden konnte.

HEILEN MIT DER KRAFT DER NATUR

Während sich die traditionelle Schulmedizin auf physiologisch messbare Mechanismen bei der Entstehung von Krankheiten konzentriert, versucht die Komplementärmedizin alle Faktoren zu berücksichtigen, die einerseits die Entstehung von Beschwerden begünstigen, aber auch Krankheiten vorbeugen und die Gesundheit erhalten helfen. Dazu gehören die Psyche, die Emotionen und der Lebensstil. Außerdem sollen die Selbstheilungskräfte, also gesundheitliche Ressourcen, die jeder von uns besitzt, gestärkt und gefördert werden. Die Komplementärmedizin setzt sich aus verschiedenen Disziplinen zusammen:

KNEIPP-MEDIZIN

Die Kneipp-Therapie beruht auf einem naturheilkundlichen Gesundheitskonzept des schwäbischen Pfarrers Sebastian Kneipp (1821–1897). Viele Ärztinnen und Ärzte setzen sie auch in der heutigen Medizin erfolgreich ein und empfehlen sie darüber hinaus zur Selbstbehandlung. Das ganzheitliche Konzept der Kneipp-Medizin besteht aus fünf

Bausteinen, die der Vorbeugung und Heilung verschiedener Zivilisationskrankheiten dienen:

- Heilkraft des Wassers (Hydrotherapie)
- positive Wirkung von Bewegung
- Pflanzenheilkunde (Phytotherapie)
- gesunde Ernährung
- Lebensordnung und Ausgeglichenheit der Psyche

Die Idee dahinter besteht darin, das Einfache und Naheliegende anzuwenden, um gesund zu bleiben oder gesund zu werden.

HOMÖOPATHIE

Die von dem deutschen Arzt Samuel Hahnemann (1755–1843) begründete Homöopathie ist ein eigenes Medizinsystem und zählt nicht zu den Naturheilverfahren. Ziel ist es, die Selbstheilungskräfte des Menschen anzuregen. Dazu wählt die Homöopathin oder der Homöopath spezielle Arzneimittel aus, die einen Reiz setzen. Dahinter steht das Konzept des Ähnlichkeitsprinzips: Eine Substanz, die bei einem Gesunden bestimmte Symptome auslöst, wirkt bei einem Kranken mit denselben Anzeichen lindernd und heilsam („Ähnliches möge durch Ähnliches geheilt werden").

Die Heilmittel in Form von Globuli oder Tropfen, als Salbe oder Injektion werden auf besondere Art und Weise stark verdünnt oder verrieben, um ihre Wirkung zu verstärken – in der Homöopathie spricht man von potenzieren. Alle Heilmittel werden nach den gesetzlichen Regeln des amtlichen Homöopathischen Arzneibuchs (HAB) hergestellt.

Die bei dieser Heilmethode intensivere Beziehung zwischen Behandler und Patient – die homöopathische Anamnese erfordert Zeit und Aufmerksamkeit – sowie die individualisierte Anamneseerhebung steigern das Wohlbefinden und beeinflussen den Krankheitsverlauf positiv. Für die Homöopathie spricht außerdem, dass sie sich ausgezeichnet mit konventionellen Medikamenten und Behandlungen verträgt, keine Nebenwirkungen zu haben scheint und geringe Kosten verursacht.

SCHÜSSLER-SALZE

Diese Heilmethode geht auf den deutschen homöopathischen Arzt Wilhelm Heinrich Schüßler (1821–1898) zurück. Sie konzentriert sich auf zwölf Mineralstoffe, da Schüßler entdeckt hatte, dass Gesundheitsstörungen oft auf einem Mangel an einer oder mehrerer dieser Substanzen beruhen. Zur Behandlung von Beschwerden werden homöopathische Gaben dieser fehlenden Mineralien verordnet.

ANTHROPOSOPHISCHE MEDIZIN

Das ganzheitliche Medizinsystem, das nicht nur im Arzneimittelgesetz verankert, sondern auch als „Besondere Therapierichtung" gesetzlich anerkannt ist, beruht auf der gemeinsamen Arbeit der Allgemein- und Frauenärztin Ita Wegman (1876–1943) und des Begründers der Anthroposophie, Rudolf Steiner (1861–1925). Die eingesetzten Heilmittel, darunter Pflanzen, Mineralien und Metalle, sollen die Selbstheilungskräfte des Menschen unterstützen. Neben den medikamentösen Therapieverfahren gehören zur anthroposophischen Medizin auch:

- äußere Anwendungen
- Heileurythmie
- künstlerische Therapien
- rhythmische Massagen
- Biografiearbeit

PHYTOTHERAPIE

Die Geschichte der Pflanzenheilkunde ist so alt wie die Geschichte der Menschheit. Phytotherapie umfasst die Behandlung und Vorbeugung von Beschwerden durch Pflanzen, Pflanzenteile und deren Zubereitung. Verwendet werden Arzneien aus frischen oder getrockneten Pflanzen für Tees und Tinkturen, für Tabletten, Dragees, Kapseln sowie Lösungen. Nicht nur die Wirksamkeit, sondern auch die Unbedenklichkeit eines pflanzlichen Arzneimittels muss vor der Zulassung durch wissenschaftliche Studien erbracht werden, die Qualität der pflanzlichen Mittel besonderen Standards genügen.

AROMATHERAPIE

Die klassische Aromatherapie beruht auf der Wirkung naturreiner ätherischer Öle in Form von Zusätzen in Duftlampen, Bädern oder zur Massage. Bei der Verdampfung zum Beispiel sorgen die Duftmoleküle im Gehirn für die Ausschüttung von schmerzlindernden und stimmungsaufhellenden Botenstoffen. Im Badewasser verbindet sich die Wirkung des Dufts mit der Wirkung der Inhaltsstoffe über die Haut. Auch Fußbäder eignen sich gut zur Aromatherapie. Massagen mit ätherischen Ölen wirken doppelt: zum einen über den Duft, zum anderen über die gezielte Berührung.

MESOTHERAPIE

Der französische Arzt Michel Pistor (1924–2003) entwickelte diese Anwendung, bei der bestimmte medizinisch wirksame Substanzen oder individuell zusammengestellte Medikamente mit feinen Nadeln oder mithilfe einer speziellen Mesotherapiepistole direkt in die Haut in bestimmte Akupunktur- oder Reaktionspunkte injiziert werden. Die Methode wird bei akuten und chronischen Erkrankungen, in der Schmerztherapie wie auch in der ästhetischen Medizin eingesetzt und verbindet die Grundlagen der Akupunktur, Neuraltherapie und der Arzneimitteltherapie.

TRADITIONELLE CHINESISCHE MEDIZIN (TCM)

Diese auf mehr als 2500 Jahre Erfahrung zurückblickende Heilkunde umfasst fünf unterschiedliche Behandlungsweisen. Eine dieser Säulen ist die Akupunktur und Moxibustion, die in Deutschland die populärste Form der TCM darstellt. Mit feinen, sterilen Nadeln werden dabei bestimmte Punkte im Körper angeregt. Das soll die Lebensenergie – das Qi – beeinflussen, das nach chinesischer Vorstellung bei Beschwerden gestört ist. Westliche Experten vermuten, dass die Wirkung der Akupunkturnadeln auf der Ausschüttung von Endorphinen, Cortisol und entzündungshemmenden Substanzen beruht.

Die zweite Säule ist die chinesische Arzneimitteltherapie, die vor allem auf Heilpflanzen beruht. Qigong und Taijiquan wiederum sind

Heilgymnastiksysteme, die Atem- und Koordinationsübungen vereinen und die dritte Säule der TCM bilden. Säule vier besteht aus der Tuina-Massage, einer der ältesten manuellen Therapien, und Säule fünf aus der Ernährungslehre, mit der jede Patientin und jeder Patient selbst etwas zu seiner Heilung beitragen kann.

AKUPRESSUR

Hierbei werden gezielt Punkte auf der Haut durch Druck aktiviert, weshalb diese Methode ideal zur Selbstbehandlung ist. Die meisten Akupressurpunkte sind mit den Akupunkturpunkten identisch.

AYURVEDA

Auch die traditionelle indische Heilkunde – die übersetzt das „Wissen vom guten Leben" meint – blickt auf eine jahrtausendealte Geschichte zurück. Ziel dieser ganzheitlich orientierten Heilkunde ist es, einen harmonischen Gesamtzustand des Menschen (wieder-)herzustellen, um so ein gesundes, langes Leben zu gewährleisten. Fasten und ausleitende Verfahren, Ernährung, Heilpflanzen, Entspannungsmethoden, Massagen und Yoga werden auf die individuellen Bedürfnisse der Patientinnen abgestimmt.

ZYKLUSSTÖRUNGEN – IN DER REGEL UNREGELMÄSSIG

Das wohl typischste Zeichen für die beginnenden Wechseljahre ist die Veränderung der Periodenblutungen. Sie schleicht sich nach und nach ein, weshalb viele Frauen ihre Blutungen noch einige Zeit als „ganz normal" wahrnehmen. Denn welcher Zyklus ist schon immer regelmäßig, auch in den fruchtbaren Jahren? Zwischenblutungen oder der Ausfall der Menstruation kommen eben schon mal vor. Deshalb nehmen viele Frauen diese Veränderung häufig erst mal gar nicht als Wechseljahressymptom wahr.

Es ist aber wichtig, dass Sie hier genau hinschauen, denn in den Wechseljahren häufen sich die Unregelmäßigkeiten, und auch die

Stärke der Blutungen kann für einige Zeit dramatische Ausmaße annehmen. Da ist es gut, wenn Sie wissen, was Sie für sich tun können, damit Sie sich auch in diesen Zeiten wohlfühlen.

Im Wechsel gibt es unterschiedliche zyklische Unregelmäßigkeiten: Es ist beispielsweise gar nicht so selten, dass die Periode auf einmal schon zwei oder drei Wochen nach dem letzten Zyklus eintritt. Manche Frauen erleben dagegen starke Dauerblutungen, die zwei Wochen oder länger anhalten. Oder die Menstruation kommt seltener als üblich. Bei längeren Pausen zwischen den Blutungen produziert der Körper mehr Gebärmutterschleimhaut, vor allem während des Östrogen-Hochs in der Perimenopause. Dann gehen zusammen mit stärkeren Blutungen auch deutlich sichtbare Blutklumpen oder -pfropfen mit ab: ein typisches Indiz für die Wechseljahre, über das Sie sich keine Sorgen machen müssen, es aber Ihrer Frauenärztin beim Kontrollbesuch mitteilen sollten. À propos: Sobald Sie merken, dass sich irgendetwas ändert an Ihrem gewohnten Zyklus, das nicht mehr „normal" ist, können Sie damit anfangen, ein Wechseljahrestagebuch zu führen (siehe Seite 74). Bringen Sie Ihre Notizen am besten zum nächsten Arztbesuch mit. Das hilft, um die für Sie optimale Behandlung herauszufinden.

WIE JETZT? ODER: WAS IST SCHON NORMAL?

Für jede Phase der Wechseljahre können bestimmte Arten der Menstruation und manchmal auch Beschwerdeanzeichen typisch sein. Um diese besser zu verstehen, erklären wir zuerst mal, wie ein normaler Zyklus verläuft: Ab dem ersten Tag der Regelblutung wird gezählt, dann geht es im Abstand von 23 bis 35 Tagen (optimal sind 28 Tage) bis zur nächsten Menstruation. Ist der Zyklus perfekt, also schmerzfrei und regelmäßig, heißt er in der medizinischen Fachsprache Eumenorrhoe (menorrhoe = Monatsblutung). Eine normale Blutung dauert drei bis sieben Tage; Frauen verlieren dabei insgesamt rund 60 Milliliter Blut.

Dabei läuft jeden Monat der gleiche Prozess ab: Während der Menstruation, die durchschnittlich vier Tage dauert, wird die Gebärmutterschleimhaut abgestoßen und mit ungefähr 60 Milliliter Blut durch Kontraktionen aus der Gebärmutter entfernt.

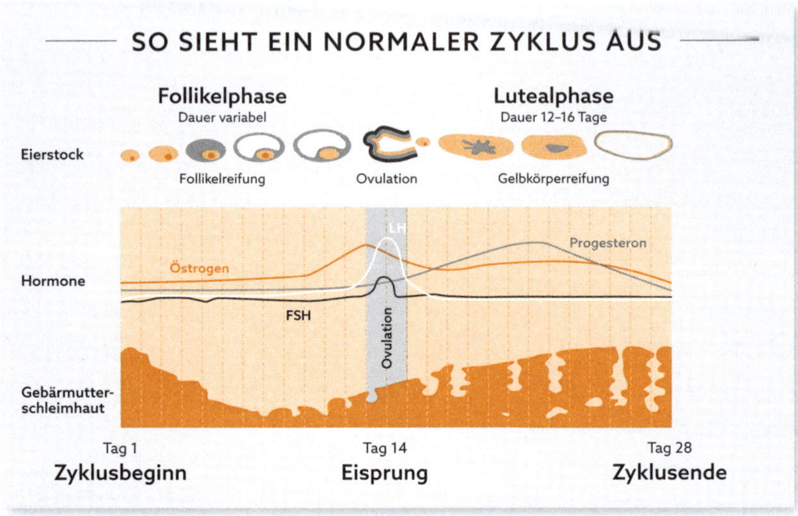

Der weibliche Zyklus besteht aus vier Phasen: 1. Menstruation, 2. Reifung der Eibläschen, 3. Eisprung/Ovulation und 4. Gelbkörper-/Lutealphase.

Nach der Menstruation reift unter der Wirkung von FSH eine neue Kohorte von Eibläschen (Follikel) heran, die die eigentliche Eizelle umgeben. Diese Zellen produzieren Östrogen und bauen die Gebärmutterschleimhaut auf; die erste Zyklusphase ist also östrogendominiert. Ist die Gebärmutterschleimhaut aufgebaut, findet in der Mitte des Zyklus mithilfe des LH der Eisprung (Ovulation) statt. Bis dahin hat sich ein dominantes Ei durchgesetzt. Diese gesprungene Eizelle wandert nun über die Eileiter zur Gebärmutter. Nach dem Eisprung bilden die Zellen, die die Eizelle umgeben haben, nun auch Progesteron, unter dessen Einfluss die Gebärmutterschleimhaut umgebaut wird. Kommt es zu keiner Befruchtung der Eizelle, sinken 14 Tage nach dem Eisprung Östrogen und Progesteron rapide ab und eine erneute Periodenblutung wird ausgelöst. Das Absinken der Hormone verursacht bei einigen Frauen die typischen PMS-Symptome.

Während die Zeit bis zum Eintritt in einen neuen Menstruationszyklus bei jeder Frau unterschiedlich lang dauern kann, beträgt der

Zeitraum zwischen Eisprung und Blutung relativ beständig zwölf bis 16 Tage. Sobald der Zyklus von dieser Norm abweicht, gehen Ärztinnen und Ärzte von einem gestörten Zyklus aus.

Die Regelblutung ist ein wesentlicher Teil im Leben einer Frau und erinnert jedes Mal an die Superkräfte, die sie besitzt: ein Kind auszutragen und es zu gebären. Jede Frau entwickelt dabei im Lauf ihres Lebens eine eigene Menstruationsgeschichte. Für manche Frauen ist die Periode allerdings ein notwendiges, nur schwer zu ertragendes Übel, weil ihnen während ihrer fruchtbaren Jahre immer wieder das PMS-Syndrom mit seinen vielen kleineren und größeren Beschwerden zu schaffen macht. Finden sich die Frauen in der einen Zyklushälfte attraktiv, leistungsfähig und hochkonzentriert, sieht es in der zweiten schon anders aus: Dann treten Müdigkeit, emotionale Achterbahnfahrten oder Unterleibsbeschwerden auf – die Liste der Unbehaglichkeiten, gegen die nur noch Wärmflasche und Couch helfen, kann lang sein. Diese Anzeichen können sich auch im hormonellen Auf und Ab des Wechsels bemerkbar machen.

Zyklusstörungen wie etwa kürzere oder ungewöhnlich lange Menstruationszyklen, stärkere oder schwächere Blutungen, Dauerblutungen oder Schmierblutungen können die ersten Anzeichen für die Wechseljahre darstellen und begleiten die meisten Frauen mitunter bis zur letzten Blutung.

Typisch für die erste Phase der Perimenopause ist, dass die Kohorte der Eibläschen, die ins Rennen geschickt wird, weniger wird. Dadurch kommt es zu einem Progesteronmangel. Bleibt der Eisprung dann komplett aus, sinkt der Progesteronspiegel weiter und es kommt zur Östrogendominanz. Die Gebärmutterschleimhaut wird daraufhin mehr und mehr aufgebaut, weshalb es zu sehr starken Blutungen kommen kann, denn schließlich muss diese hoch aufgebaute Schleimhaut ja auch wieder abgestoßen werden. Zwischen den einzelnen Zyklen, die eine Frau ziemlich überraschen können, liegen oft Wochen. In dieser Zeit sind auch Zwischen- und Schmierblutungen möglich, und viele Frauen erleben zudem kürzer werdende Abstände der Menstruation, bis der Zyklus irgendwann komplett zum Erliegen kommt.

Bevor es zum völligen Ausbleiben der Menstruation kommt, können folgende Blutungsstörungen auftreten:

Verlängerte Blutung (Menorrhagie): Wenn die Regelblutung länger als sieben Tage dauert, können dafür neben einer Östrogendominanz unter Umständen auch Stress sowie die Einnahme von Gerinnungshemmern, Tumore der Gebärmutter, Polypen oder eine Kupferspirale verantwortlich sein.

Verstärkte Blutung (Hypermenorrhoe): Bei einem Blutverlust von über 80 Millilitern (ungefähr mehr als fünf Tampons oder Binden am Tag) spricht man von einer Hypermenorrhoe. Sie tritt häufig zusammen mit einer Menorrhagie, einer verlängerten Blutung, auf und kann zu Eisenmangel, Schwäche und Kreislaufproblemen führen. Das belastet den Alltag und natürlich auch das Sexualleben. Falls Sie entsprechende Symptome bemerken, sollten Sie einen Termin bei Ihrer Frauenärztin oder Ihrem Frauenarzt vereinbaren und gemeinsam nach einer Behandlung suchen.

Zu häufige Blutung durch verkürzte Zyklen (Polymenorrhoe): Tritt die Blutung vor dem gewohnten Termin ein, liegt ihr häufig eine Funktionsstörung der Eierstöcke mit fehlendem Eisprung und Progesteronmangel zugrunde. Eine Polymenorrhoe kann aber auch stressbedingt auftreten.

Schmierblutungen: Sie sind typisch für die Perimenopause und etwa die Mitte der Wechseljahre. Sie hinterlassen bräunliche Spuren auf der Slipeinlage und sind meist eher schwach. Sie dauern ein paar Stunden, können sich aber auch über Tage hinziehen. Weitere Ursachen für Schmierblutungen können Stress, bestimmte Krankheiten, aber auch die Spirale oder die Pille sein.

Verlängerte Zyklusdauer (Oligomenorrhoe): Dehnt sich der Gesamtzyklus auf über 35 bis 90 Tage aus, sollte auch in der Perimenopause eine Schwangerschaft ausgeschlossen werden. Neben der Perimenopause und Erhöhung der männlichen Geschlechtshormone können Stress, Untergewicht und Leistungssport Ursache sein.

Wenn die Blutung ganz ausbleibt (Amenorrhoe): Das Ausbleiben der Regelblutung kennzeichnet in der Perimenopause den Übergang in die Postmenopause.

Erneute Blutungen: Manche Frauen, die vor den Wechseljahren unter starken Blutungen leiden, nehmen die Antibabypille oder eine Hormonspirale durchgehend. Setzen sie dann in der Perimenopause ihr Verhütungsmittel ab, sind erneute Blutungen möglich. Es kann aber auch passieren, dass nach einer längeren Periodenpause noch mal eine Blutung eintritt. Das ist dann der Fall, wenn in den Eierstöcken von kleineren Eibläschen noch Östrogene gebildet werden, die die Gebärmutterschleimhaut anregen. Solche Eibläschen sind allerdings nicht mehr „vollwertig“. Trotzdem können Sie nic hundertprozentig wissen, ob Sie nicht trotzdem noch schwanger werden. Eine postmenopausale Blutung ist auf jeden Fall ein Alarmzeichen, das Sie bitte von Ihrer Ärztin oder Ihrem Arzt abklären lassen.

Jede Frau ist einzigartig und reagiert anders auf die Achterbahnfahrt ihrer Geschlechtshormone. Das Gleiche gilt für die Menstruation in den Wechseljahren. Manche Frauen, die immer eine regelmäßige Periode gehabt haben, erleben plötzlich gewaltige Veränderungen in der Häufigkeit und Stärke ihrer Monatsblutungen. Andere wiederum stellen fest, dass ihre Monatsblutung zwar unregelmäßig ausfällt, haben aber sonst keine Beschwerden. Wieder andere erleben Begleiterscheinungen völlig neu oder anders. So können beispielsweise Verdauungsprobleme wie Verstopfung (siehe hierzu auch Seite 98) oder Unterleibskrämpfe eine Vorwarnung sein oder die Blutung begleiten, obwohl sie bislang noch nie aufgetreten waren.

Wenn Sie sich trotzdem unsicher fühlen oder Blutungen ungewöhnlich lang andauern, wenden Sie sich an Ihre Frauenärztin oder Ihren Frauenarzt. Hinter einer starken Blutung können sich auch Myome oder Polypen verbergen, und Ursachen für unregelmäßige Blutungen können neben den Wechseljahren auch Zysten oder Tumore, Dauerstress oder Gewichtsveränderungen sein. Die Verhütung bleibt bis zur letzten Blutung ein Thema. Vor allem, wenn Sie bis zur Menopause einen regelmäßigen Zyklus hatten. Dann liegt die Wahrscheinlichkeit, schwanger zu werden, immer noch bei zehn Prozent.

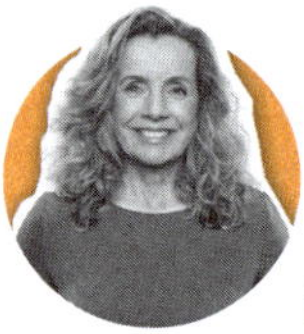

MEINE FAVORITEN

Reservetampons oder -binden: Jahrelang haben Sie gewusst, wann Ihre Periode kommt, und hatten dann wahrscheinlich immer Tampons und Binden zur Hand. Sorgen Sie auch jetzt in den unregelmäßigen Zeiten für einen Vorrat in der Handtasche, in der Büroschublade oder im Auto. Dann müssen Sie vor unliebsamen Überraschungen keine Angst haben.

Tagebuch: Notieren Sie über ein paar Wochen täglich, wenn Ihnen unregelmäßige Blutungen und Beschwerden zu schaffen machen (siehe Seite 74). Vielleicht stellen Sie dabei fest, dass zu wenig Bewegung, Stress oder bestimmte Mahlzeiten Ihnen nicht guttun und die Unregelmäßigkeiten verschlimmern.

DAS KANN IHRE ÄRZTIN ODER IHR ARZT FÜR SIE TUN

Ungewöhnlich starke und/oder lange Regelblutungen sollten Sie bitte ärztlich untersuchen lassen. Auch wenn es während der Periode zu starken Beschwerden wie schweren Bauchkrämpfen und Kreislaufproblemen kommt. Dann müssen unter anderem folgende Ursachen abgeklärt werden: Myome (gutartige Muskelgeschwulste in der Gebärmutter), Endometriose (Wucherung der Gebärmutterschleimhaut), allgemein erhöhte Blutungsneigung, Polypen (gutartige Wucherungen der Schleimhaut), Endometritis (Gebärmutterschleimhautentzündung), Gebärmutterkrebs, Schilddrüsenstörungen, eine Kupferspirale oder auch eine Chlamydien-Infektion. Die ärztliche Therapie orientiert sich dann an dem Befund. So kann bei Blutungsstörungen in den Wechseljahren beispielsweise eine Hormonspirale hilfreich sein.

Aus der Naturheilkunde sind verschiedene typische „Frauenpflanzen" bekannt, die jetzt zum Einsatz kommen können:

Zur Beruhigung der hormonellen Achterbahnfahrt hat sich die Küchenschelle (Pulsatilla pratensis) bewährt. Ihr wird eine progesteronähnliche Wirkung zugeschrieben.

- *Pulsatilla D12* (DHU): 2 × täglich 10 Globuli in der zweiten Zyklushälfte

Für Menstruationsbeschwerden aller Art ist Frauenmantel (Alchemillae herba) empfehlenswert:

- *Frauenmanteltee:* 3 EL Frauenmantelkraut (Apotheke) mit 500 ml heißem Wasser in einer Thermoskanne aufgießen. 10 Minuten ziehen lassen und drei Tassen über den Tag verteilt trinken.
- *Alchemilla Ø Frauenmantel-Urtinktur* (Ceres)*:* 3 × täglich 3 Tropfen auf ein Glas Wasser einnehmen.

Bei Krämpfen während der Menstruation ist ein Tee aus *Gänsefingerkraut* (Potentilla anserina) empfehlenswert. Sie können ihn wie den Frauenmanteltee (siehe oben) zubereiten.

Bei einer zu starken Regelblutung lassen Sie sich in der Apotheke eine *Teemischung* zubereiten aus: 30 g Hirtentäschelkraut, 15 g Schafgarbenkraut, 15 g Frauenmantelkraut und 30 g Kamilleblüten. Bereiten Sie ihn wie den Frauenmanteltee (siehe oben) zu und genießen Sie über den Tag verteilt drei Tassen.

DAS KÖNNEN SIE FÜR SICH TUN

Körperliche Aktivität: In einer Studie (37) mit mehr als 10.000 Frauen zeigte sich, dass übergewichtige Frauen häufiger unter Zyklusstörungen und Hypermenorrhoen leiden. Körperliche Aktivität senkte bei diesen Frauen das Risiko einer Hypermenorrhoe um 19 Prozent.

Eisen: Achten Sie bei starken Blutungen immer auf Ihren Eisenhaushalt. Blässe, Müdigkeit und wenn Sie schnell aus der Puste kommen können Alarmzeichen sein. In diesem Fall sollten Sie bei Ihrer Ärztin oder Ihrem Arzt ein Blutbild machen und sich beraten lassen, wie Sie Ihren Eisenbedarf am besten decken. Vorbeugen können Sie mit einer eisenreichen Ernährung, ja sogar mit der Verwendung einer Gusseisenpfanne. Viel von diesem lebenswichtigen Spurenelement steckt in Blutwurst oder Schweineleber, wir empfehlen aber lieber Linsen, Erbsen und Bohnen, die mit reichlich Eisen punkten, genauso wie grünes Blattgemüse und Vollkornbrot. Auch getrockneter Thymian ist reich an Eisen, ebenso wie Kardamom, Minze oder Majoran. Damit Ihr Körper das Eisen aus diesen Lebensmitteln beziehungsweise Gewürzen besser aufnimmt, helfen Sie am besten mit Vitamin C aus Hagebuttenkonfitüre oder Zitrusfrüchten nach.

PMS RELOADED

Die nervigsten Tage im Leben einer Frau sind manchmal die vor ihren Tagen. Gerade die zweite Zyklushälfte nach dem Eisprung hat es mit einem Sammelsurium an Symptomen in sich: Überempfindlichkeit, Gewichtszunahme, Brustspannen, Verstopfung – die Liste ließe sich beliebig fortführen. Solange wir einen normalen Zyklus haben, lösen sich die Beschwerden mit der Regelblutung in Wohlgefallen auf. Anders in den Wechseljahren: Sie kommen und gehen offenbar, wie es ihnen gefällt.

BRUSTSPANNEN

Schmerzende und spannende Brüste mit empfindlichen Brustwarzen kennen viele Frauen vor Beginn ihrer Periode, und dann ist an das Tragen eines BHs oder gar an eine Joggingrunde nicht einmal zu denken … In der zweiten Zyklushälfte kommt es durch hormonelle Ungleichgewichte zu vermehrter Wassereinlagerung (Ödem) in den Brüsten. Da sich das Wasser aber nicht gleichmäßig verteilt, kommt es zu Spannungsgefühlen. Die meisten wechseljahresbedingten Brustschmerzen (Mastodynie) werden durch einen Mangel an Progesteron ausgelöst. Prolaktin, das normalerweise die Brust einer Schwangeren für die Milcheinlagerung vorbereitet, sorgt in den Wechseljahren für eine verstärkte Durchblutung der Brust. Dadurch werden die Brüste größer und schwerer, was für zusätzliche Spannungen sorgt. Wichtig: Jede Frau hat ein sensibles Brustgewebe, doch die eine ist schmerzempfindlicher als die andere. Durch den Rückgang des Drüsengewebes können manchmal auch gutartige Knötchen oder Zysten entstehen, die für Brustschmerzen verantwortlich sind. Suchen Sie in diesem Fall Ihre Ärztin oder Ihren Arzt auf, um eine passende Behandlung zu finden.

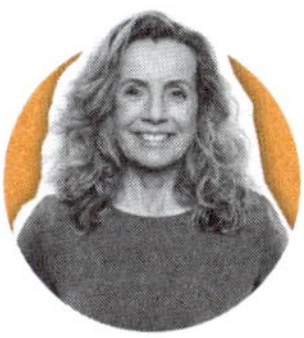

MEINE FAVORITEN

Richtige BH-Größe: Gönnen Sie sich passende BHs oder Bustiers, eventuell auch ohne Bügel.

Quark-Wickel: Schneiden Sie aus zwei Blatt Küchenpapier zwei Kreise aus, die auf Ihre Brust passen. In der Mitte schneiden Sie jeweils eine kreisförmige Öffnung für Ihre Brustwarze aus, damit die Haut hier nicht aufweicht. Geben Sie auf einen Papierkreis Quark und legen Sie den anderen Kreis darauf. Diese Packung geben Sie auf die Brust und nehmen Sie wieder ab, sobald der Quark warm oder bröckelig geworden ist.

DAS KANN IHRE ÄRZTIN ODER IHR ARZT FÜR SIE TUN

Eine hormonelle Therapie mit bioidentischem Progesteron ist sehr hilfreich. Empfehlenswert sind Utrogest® oder Progestan®.

DAS KÖNNEN SIE FÜR SICH TUN

Mönchspfeffer (Agnus castus): Durch die Wirkstoffe der Pflanze wird die Ausschüttung des Hormons Prolaktin im Gehirn normalisiert, zudem sollen sie entkrampfend und schmerzlindernd wirken, z. B. Mastodynon® 2 × täglich 1 Tablette über mehrere Wochen.

Teemischung (Apotheke) aus 15 g Frauenmantelkaut, 10 g Rosenblüten, 10 g Ringelblumenblüten und 15 g Löwenzahnwurzel. Gießen Sie

3 Esslöffel der Mischung mit 500 ml heißem Wasser in einer Thermoskanne auf, lassen Sie den Tee 10 Minuten ziehen und trinken Sie bei Beschwerden drei Tassen am Tag.

VERSTOPFUNG

Eine leichte Verstopfung ist oft ernährungsbedingt, etwa wenn zu wenig Flüssigkeit oder zu wenige Ballaststoffe aufgenommen werden. Aber auch ein wenig bewegungsfreundlicher Alltag kann zu Verstopfung führen. Bei Frauen kommt hinzu, dass die Verdauung in der zweiten Zyklushälfte und ebenso mit Einsetzen der Wechseljahre hormonell bedingt träger wird. Aber auch dagegen lässt sich mit einer Änderung der Ernährungs- und Bewegungsgewohnheiten etwas tun. Chronische Verstopfung hingegen kann ein Hinweis auf neurologische Leiden oder regelmäßige Medikamenteneinnahme sein.

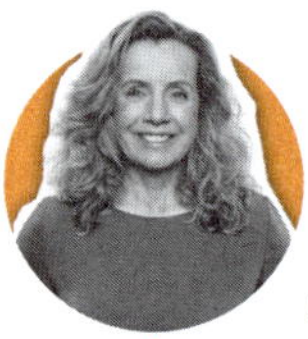

MEINE FAVORITEN

Ballaststoffreich essen: Vollkornprodukte, wie etwa Vollkorn-Knäckebrot oder Getreideflocken, Gemüse, Obst und Nüsse sind reich an Ballaststoffen, die die Darmpassage fördern. Mehr dazu auf Seite 202.

Genug trinken: Eineinhalb bis zwei Liter sollten es pro Tag sein, etwa Wasser oder Kräuter- und Früchtetees.

Ausreichend bewegen: Treppen steigen, Rad fahren, Schritte sammeln …

Ganz wichtig: Den Gang auf die Toilette niemals verschieben und den Stuhlgang nicht regelmäßig unterdrücken. Planen Sie dazu einfach zehn Minuten mehr Zeit ein. Die beste Zeit ist morgens, da der Darm dann aktiver ist.

■ DAS KANN IHRE ÄRZTIN ODER IHR ARZT FÜR SIE TUN

Wenn eine hartnäckige Verstopfung für Sie neu ist oder gar mit starken Bauchschmerzen einhergeht, sollten Sie im Zweifelsfall auch Schilddrüsenprobleme abklären lassen. Depressionen und Diabetes machen den Darm ebenfalls träge. Darüber hinaus können sich auch bösartige Tumore der Eierstöcke oder des Darms durch Verdauungsstörungen bemerkbar machen.

DAS KÖNNEN SIE FÜR SICH TUN

Verdauungsförderer: Leinsamen, Weizenkleie, Flohsamenschalen und Trockenobst fördern die Verdauung. Sie können auch zwischendurch Dörrpflaumen oder getrocknete Feigen essen, Ihr Darm mag das. Schwarzrettichsaft (z. B. Schoenenberger aus dem Reformhaus) wirkt ebenfalls verdauungsfördernd: 1–2 Teelöffel am Tag.

Bauchmassage: Was bei Babys mit Verstopfung und Bauchweh hilft, hilft auch Ihnen: morgens im Bett den Bauch mit Öl (z. B. Bäuchlein-Massageöl von Weleda) einreiben, dabei zehn Minuten im Uhrzeigersinn massieren.

Warmes Ingwerwasser: Eine schöne Anwendung aus der Traditionellen chinesischen Medizin (TCM), die seit jeher den Darm als Ursache für Gesundheit und Krankheit im Blick hat. Sie brauchen zwei bis drei Scheiben von einer frischen Ingwerwurzel, geben diese in eine kleine Thermoskanne, übergießen sie mit einem halbem Liter warmem bis heißem Wasser und lassen den Ingwer kurz ziehen. Das Ingwerwasser langsam und schluckweise trinken. So bleibt der Darm beweglich, weil die im Ingwer enthaltenen Substanzen den Stoffwechsel anregen. Außerdem verhindern sie die Bildung von Entzündungsstoffen. Die ideale Darmkur für jeden Tag! Anstelle des Ingwerwassers empfiehlt es sich, einen Esslöffel Apfelessig in 200 Milliliter warmem Wasser auf nüchternen Magen zu trinke.

Darmpflege: Täglich auf nüchternen Magen ein Schnapsgläschen ELYX Kräuter- und Gewürzfermentat, erhältlich in drei verschiedenen Geschmacksvarianten (Kräuter, Holunderblüte und Heidelbeere).

SCHLAFLOSIGKEIT – AUFSTEHEN ODER WEITERGRÜBELN?

Eine der häufigsten Wechseljahresbeschwerden ist schlechter Schlaf. Den merken wir nämlich nicht nur nachts, wenn wir wach im Dunkeln liegen, sondern auch tagsüber, wenn wir müde, schlapp und unkonzentriert sind. Die Probleme mit der gestörten Nachtruhe sind vielfältig, sie betreffen die Qualität, die Dauer und den zeitlichen Ablauf der Nachtruhe, das Einschlafen und Durchschlafen inklusive der Begleiterscheinung Grübeln. Expertinnen und Experten unterscheiden dabei an die 90 verschiedene Schlafstörungen. Aber schlechter Schlaf ist alles andere als gut für uns.

Das eine ist die verstärkte Müdigkeit tagsüber, dazu kommt, dass unser Immunsystem leidet, unser Gehirn sich nachts nicht mehr richtig sortieren kann und wir uns vom Tagesstress nicht mehr so erholen, wie es notwendig wäre. Deswegen haben Schlafstörungen gemeinerweise auch noch einige Zusatzbeschwerden mit im Gepäck, zum Beispiel kognitive Einbußen, depressive Verstimmungen oder auch Ängste (siehe Seite 117). Zusätzlicher Nachteil: Als besonders intensiv erleben die meisten Frauen die Schlafstörungen in der Perimenopause, also zwischen 45 und 55 Jahren, das heißt in einer Lebensphase, in der es beruflich und privat meist immer noch rundgeht. Natürlich haben auch hier wieder die Geschlechtshormone ihre Finger im Spiel, denn sobald das Hormon Progesteron absinkt, das ausgleichend und schlaffördernd wirkt, fällt das Einschlafen schwerer.

Trotzdem, so betont der Schlafforscher Ingo Fietze von der Berliner Charité im Interview mit der *Brigitte,* leidet nicht jeder Mensch automatisch mit dem Älterwerden unter Schlafstörungen. Aber natürlich altert auch unser Schlaf mit uns mit. Wir haben etwas weniger Tiefschlaf, träumen nicht mehr so viel, haben häufiger kurze Wachphasen in der Nacht, die wir aber gar nicht mitbekommen. Das alles ist natürlich und nicht besorgniserregend. 30 Prozent von uns sind und bleiben begnadete Schläferinnen, weitere 30 Prozent zählen zu den sensiblen Schläferinnen. Sie stören sich, vor allem in der Einschlafphase, an jeder

Lichtquelle, am Ticken der Uhr oder am Atmen des Menschen neben sich. Wirklich schlafgestört sind sie deshalb noch nicht. Die schlechten Schläferinnen entwickeln dagegen Schlafprobleme, die mithilfe einer Ärztin oder eines Arztes behandelt werden sollten. Dazu gehören auch Schlafapnoe (Atemstörungen und -aussetzer), Schnarchen oder das Restless Legs Syndrom (RLS; „unruhige Beine"). Ihr Ziel sollte es sein, jede Nacht möglichst sechs bis acht Stunden ungestört zu schlafen.

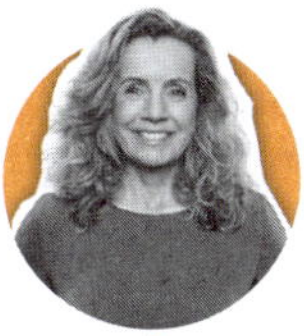

MEINE FAVORITEN

Der beste und gesündeste Schlaf garantiert ohne unerwünschte Nebenwirkungen ist der, in den der Körper selbst fällt. Das alles können Sie dafür tun oder sich dabei helfen lassen:

Tagsüber körperlich aktiv sein: Sport zu treiben hilft dabei, besser zu schlafen. Wer abends trainiert, sollte zwei Stunden vor dem Zubettgehen damit fertig sein und zur Ruhe kommen.

Vormittags Sonne und frische Luft tanken: Richten Sie Ihren Tagesablauf mit Beginn des Frühjahrs am besten nach der Sonne und tanken Sie so viel Tageslicht wie möglich. Jetzt bilden Sie das Wohlfühlhormon Serotonin, das später am Tag in der Zirbeldrüse in das Schlafhormon Melatonin umgewandelt wird.

Typgerecht schlafen: Strukturieren Sie Ihren Alltag so, dass er zu Ihrem sogenannten Chronotyp passt. Da gibt es zum einen die Eulen, die lieber spät zu Bett gehen und morgens länger schlafen, zum anderen die Lerchen, die genau das Gegenteil tun. Die meisten Menschen werden mit zunehmendem Alter zu Lerchen.

Im Rhythmus bleiben: Wir sind Gewohnheitstiere. Ein regelmäßiger Rhythmus tut uns gut. Verändern Sie Ihren Schlaf-Wach-Rhythmus so wenig wie möglich. Gut sind deshalb regelmäßige Bettgehzeiten. Sollten Sie Probleme mit dem Ein- und Durchschlafen haben und tagsüber müde sein, halten Sie keinen Mittagsschlaf. Das nimmt den Schlafdruck am Abend.

Die Ausnahme ist Powernapping: Das Schläfchen zwischendurch fördert nachweislich die Leistungsfähigkeit, sorgt für innere

Ausgeglichenheit und schützt das Herz. Damit der Tagschlaf erholsam ist, sollten Sie aber unbedingt einen Wecker stellen. Dauert er nämlich zu lange, fallen wir in den sogenannten REM-Schlaf und sind dann nach dem Aufwachen schlapp. Laut einer Untersuchung an der australischen Flinders University (9) reichen für die Erholung bereits zehn Minuten, 20 Minuten sollten das Maximum sein.

Leicht essen, schlaffördernd trinken: Essen Sie am Abend eine leicht verdauliche warme Mahlzeit, am besten zwei bis drei Stunden vor dem Schlafengehen. Achtung: Eiweiß ist schwer verdaulich und hält wach. Nach 16 Uhr möglichst keine anregenden Getränke mehr zu sich nehmen und zu Wasser oder schlaffördernden Tees greifen. Und: besser kein Alkohol. Das Gläschen Wein macht zwar müde, aber Alkohol verkürzt die Tiefschlafphasen. Die warme Milch mit Honig funktioniert jedoch, allerdings nicht wegen des darin vorkommenden Tryptophans – dazu müssten Sie mehrere Liter davon trinken –, sondern weil sie warm ist.

Intervallfasten: Nächtliche Fastenpausen von 14 Stunden sind nicht nur gesund für Ihr Immunsystem, sondern sie fördern nachweislich auch den Tiefschlaf.

Relaxen: Entspannen Sie sich vor dem Schlafengehen. Das baut Tagesstress ab und lässt den Cortisolspiegel sinken. Jetzt tun Schlafrituale gut, leise Musik oder ein Abendspaziergang. Versuchen Sie, abends neuen Stress zu vermeiden und verschieben Sie Problemgespräche auf frühere Tageszeiten.

Ein Zimmer zum Schlafen: Der Ort, an dem Sie nachts ausruhen und sich lieben, ist nicht zum Arbeiten, Fernsehen, Trinken oder Essen da. Also raus mit Fernseher, Laptop und Smartphone. Lüften Sie vor dem Zubettgehen gut durch. Das bringt Sauerstoff und Kühle in den Raum, gut ist eine Temperatur von 16 bis 18 Grad. Sie sollten im Bett weder frieren, noch sollte Ihnen zu heiß sein.

Erst ins Bett, wenn Sie müde sind: Alle 90 bis 100 Minuten wechseln wir von einer Müdigkeits- in eine Wachphase. Die Müdigkeitsintervalle sollten Sie fürs Zubettgehen nutzen. Nur so entsteht ein Schlafdruck, und der sorgt für einen erholsamen Tiefschlaf.

DAS KANN IHRE ÄRZTIN ODER IHR ARZT FÜR SIE TUN

Bioidentisches Progesteron (z. B. Utrogest®) kann bei Schlafproblemen in der Perimenopause helfen. Nach einer Studie des Münchener Max-Planck-Institutes für Psychiatrie (18) finden deutlich weniger Wachphasen im ersten Drittel des Nachtschlafs statt, und die Teilnehmerinnen der Studie träumten mehr. Außerdem hat bioidentisches Progesteron keinen negativen Einfluss auf Herz-Kreislauf-Erkrankungen und birgt kein Brustkrebsrisiko.

Verschreibungspflichtige Schlafmedikamente haben immer Nebenwirkungen und setzen nicht an der Ursache der Schlafstörung an. Sie können die Gehirnleistung beeinträchtigen und zu Inkontinenz führen. Außerdem steigern sie möglicherweise die Dauer und Häufigkeit von Atemaussetzern im Schlaf (Schlafapnoe). Besprechen Sie die Anwendung von Schlafmitteln unbedingt mit Ihrer Ärztin oder Ihrem Arzt und nehmen Sie sie so kurz wie möglich ein.

Das Schlafhormon Melatonin wird in der Zirbeldrüse des Gehirns produziert und steuert den Tag-Nacht-Rhythmus. Sobald die Tageshelligkeit abnimmt, steigt der Melatoninspiegel an und fällt bei Tagesanbruch wieder ab. Mit dem Älterwerden stellt der Körper weniger von dem Schlafhormon her, was zu Ein- und Durchschlafschwierigkeiten führen kann. Eine Hormontherapie mit Melatonin fördert den natürlichen Schlaf, eine Wirkung zeigt sich in der Regel nach einer Anwendung von mindestens drei Wochen.

- Circadin® 2 mg: 1 Tablette zur Nacht
- Cefanight®: 2 Kapseln zur Nacht
- Dr. Theiss Melatonin Einschlafspray: 2 Sprühstöße (1 mg) zur Nacht

PHYTOTHERAPEUTIKA/HOMÖOTHERAPEUTIKA

Avena sativa (Hafer) unterstützt die seelische Bewältigung von Druck, Stress und körperlicher Erschöpfung. Die Wirkstoffe des Hafers stärken die Nerven und können einen gestörten Schlaf-Wach-Rhythmus wieder normalisieren.

- Avena sativa Ø Haferkraut Urtinktur (Ceres): vor dem Schlafen gehen 5 bis 7 Tropfen
- Avena sativa Urtinktur (Weleda): ab vier Stunden vor dem Zubettgehen stündlich 10 Tropfen

Valeriana (Baldrian) ist geeignet bei Gedankenkarussell, einer Überempfindlichkeit der Sinne, Nervosität, innerer Spannung und Unruhe. Baldrian fördert die Schlafbereitschaft, verkürzt die Einschlafzeit und verbessert die Schlafqualität. In einer Studie (17) zeigte Baldrian die gleiche Wirksamkeit wie das Benzodiazepin Oxazepam bei deutlich besserer Verträglichkeit.

- Baldrian 600–900 mg: verschiedene Präparate (fragen Sie in Ihrer Apotheke): 30 Minuten vor dem Schlafengehen
- Valeriana Ø Baldrian-Urtinktur (Ceres): 10 Tropfen zur Nacht

Lavandula (Lavendel) ist eine „Seelenpflanze“, die Ruhe und Nervenkraft gibt bei Unruhe, Reizbarkeit und Nervosität.

- Lasea®: 1 Tablette zur Nacht
- Lavandula Ø Lavendel-Urtinktur (Ceres): 5 bis 10 Tropfen zur Nacht mit etwas Wasser einnehmen

Bryophyllum (Brutblätter) gilt in der anthroposophischen Medizin als das pflanzliche Valium und hilft bei Traumata, Herzklopfen, Angst und Panikattacken.

- Bryophyllum 50% (Weleda): 1 Teelöffel um 19 Uhr und kurz vor dem Zubettgehen

Passiflora (Passionsblume) wirkt schlafferdernd, angstlösend und fördert den Tiefschlaf. Bei psychischen Unruhezuständen und Schlafstörungen verbunden mit Herzschmerzen.

- Passiflora incarnata Ø Passionsblumenkraut-Urtinktur (Ceres): 10 Tropfen zur Nacht. Stellen Sie sich die Tropfen am besten auf den Nachttisch, und sollten Sie nachts wach werden, nehmen Sie nochmals 10 Tropfen

- Passiflora Nerventonikum (Wala®): 2 Teelöffel zur Nacht oder tagsüber 3 × 1 Teelöffel bei Unruhe und Anspannung
- Passiflora Curarina®: 2 ml Tropfen zur Nacht

Humulus lupulus (Hopfen) ist eines der wichtigsten pflanzlichen Mittel gegen Depressionen, nervöse Erregung und Einschlafstörungen oder wenn Sie tagsüber müde sind und nachts wach liegen.

- Humulus lupulus Urtinktur (Weleda)®: 10 Tropfen mit Wasser verdünnt vor dem Zubettgehen einnehmen
- Lupulus Ø Hopfen-Urtinktur (Ceres): 5 Tropfen zur Nacht
- Humulus lupulus D6 (DHU): 10 Globuli zur Nacht

Melissa officinalis (Melisse) ist beruhigend und angstlösend und wirkt bei nervös bedingten Einschlafstörungen

- Melissa officinalis Ø Zitronenmelisse-Urtinktur (Ceres): 5 Tropfen zur Nacht
- Melissa/Sepia comp. (Wala®): 3 × täglich 10 Globuli

DAS KÖNNEN SIE FÜR SICH TUN

Schlafhygiene verbessern: Probieren Sie aus, ob Sie möglicherweise bei geschlossenem Fenster besser schlafen als bei geöffnetem und eine dünnere Decke vielleicht angenehmer ist als eine dicke. Ist das Schlafzimmer gut abgedunkelt, ist es ruhig, stimmt die Raumtemperatur? Achten Sie auch auf bequeme, locker sitzende Schlafkleidung aus Baumwolle oder Seide.

Alles erledigt? Wenn Sie nachts dazu neigen, Ihre unerledigten To-do-Listen durchzugehen, versuchen Sie am besten, all das vor dem Einschlafen zu erledigen, was Sie nachts stresst.

Schlaftagebuch: Ist hilfreich für das nächste Arztgespräch. Tracken Sie Ihre Schlafdauer und -qualität. Dazu können Sie ein Wechseljahrestagebuch nutzen oder Tracker wie die Apple Watch, den Oura Ring oder eine Schlaf-App (z. B. SleepScore).

Schlaftee: Eine Mischung schlaffördernder Kräuter aus der Apotheke: 30 g Radix valerianae (Baldrianwurzel), 25 g Lupuli strobulus (Hopfenzapfen), 15 g Flores lavandulae (Lavendelblüten), 30 g Melissae folium (Melissenblätter). Einen Esslöffel davon mit 250 ml kochendem Wasser übergießen, 15 Minuten ziehen lassen und 15 Minuten vor dem Schlafengehen trinken.

Kräuterkissen: 150 g getrocknete Kräuter (Apotheke) mit beruhigenden ätherischen Ölen (Lavendelblüten, Melissenblätter, Hopfenzapfen) in einen kleinen Kissenbezug einnähen und neben das Kopfkissen legen.

Fußbad: Wärmt am Abend und macht angenehm müde.
So geht's: Eine Fußbadewanne mit etwa 37 Grad warmem Wasser so füllen, dass das Wasser mindestens die Knöchel bedeckt, und einen Teelöffel Lavendel-Entspannungsbad (Weleda) dazugeben. Die Füße in die Wanne stellen und Beine und Hüften abdecken, damit Sie nicht auskühlen. Nach 10 Minuten die Füße abtrocknen, Wollsocken anziehen und ins Bett gehen.

ANTI-SCHNARCH-MASSNAHMEN

Wird der Östrogeneinfluss geringer, erschlafft auch die Muskulatur im Rachenraum. Deshalb schnarchen Frauen mit dem Wechsel mehr als früher. Zwar tun sie das meist leiser als Männer, trotzdem kann es sich um eine behandlungsbedürftige Schlafapnoe mit mehr als 15 Atempausen pro Stunde handeln. Es ist wichtig, frühzeitig etwas dagegen zu tun, da Schnarchen Herz-Kreislauf-Erkrankungen fördert. Ein gesundes Gewicht zu halten ist dabei bedeutend, denn dann können die Fettpolster im Bauchraum das Zwerchfell und die Lunge nicht nach oben drücken. Vermeiden Sie beim Schlafen die Rückenlage und lagern Sie Ihren Oberkörper leicht erhöht. Auch sollten Sie abends nicht zu viel trinken, von Alkohol ist ganz abzuraten. Beruhigende Medikamente fördern ebenfalls das Schnarchen, besprechen Sie im Zweifelsfall mit Ihrer Ärztin oder Ihrem Arzt eine Umstellung auf andere Substanzen.

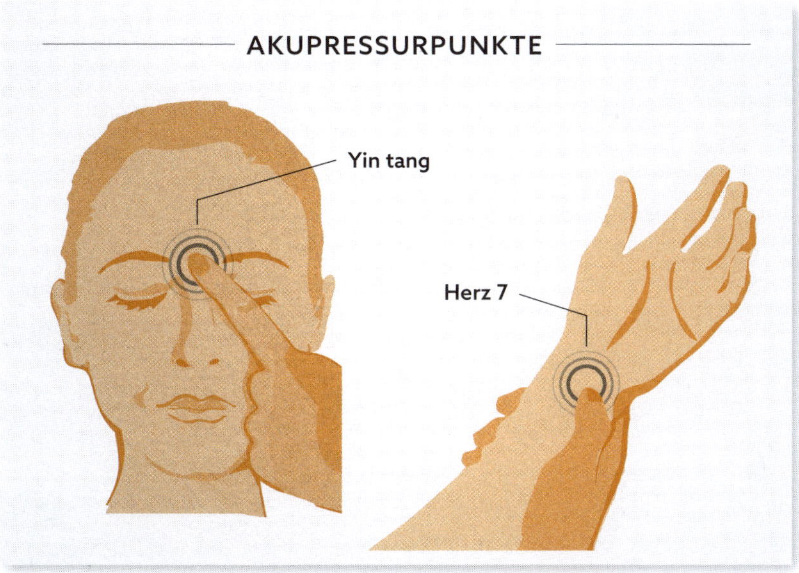

Die Anregung der beiden Reizpunkte auf der Haut
wirkt tiefenentspannend und schlaffördernd.

Akupressur: Die Stimulation dieser beiden Akupressurpunkte führt zu Tiefenentspannung und ist schlaffördernd.

- *Akupressurpunkt Herz 7,* wenn Sie nachts stundenlang wach liegen, nervös sind oder Herzklopfen haben. Um den Punkt zu finden, fahren Sie mit Ihrem Daumen an der Innenseite Ihres kleinen Fingers entlang bis zur Handgelenksfalte. Hier fühlen Sie zwischen zwei Sehnen eine kleine Vertiefung. Um den Punkt anzuregen, drücken Sie mit Ihrem Daumen 30 bis 60 Sekunden darauf.
- *Akupressurpunkt Yin tang – das dritte Auge,* bei Gedankenkarussell. Drücken Sie mit einem Finger eine Minute auf die Stelle zwischen Ihren Augenbrauen. Atmen Sie dabei langsam und gleichmäßig.

Trotzdem wach: Wenn Sie nicht in den Schlaf finden, seien Sie nicht sauer und verschwenden Sie Ihre wache Zeit nicht. Entweder schreiben Sie jetzt Ihre Gedanken auf, manchmal macht das auch wieder müde. Oder Sie stehen einfach auf, statt lange zu grübeln. Machen Sie sich einen Tee, räumen Sie die Spülmaschine aus, lesen Sie ein Buch, hören Sie Podcasts (zum Beispiel „Einschlafen mit Wikipedia“, „Einschlafen mit Geräuschen“ oder „Die Märchentante“). Entspannen Sie sich, und wenn Sie wieder müde werden, gehen Sie zurück ins Bett. Oder Sie wecken Ihren Partner auf und überraschen ihn mit einer Streicheleinheit… Sex macht auch schön müde. Wenn Sie mal nicht genug schlafen, sind Sie am nächsten Abend umso müder. Ihr Körper holt sich seinen Schlaf.

HERZRASEN – KEINE PANIK!

Plötzlich und ohne Vorwarnung spielt Ihr Herz verrückt, und das vorzugsweise nachts. Das ist sehr beunruhigend. Manchmal zu Recht, denn es kann auf eine Erkrankung hindeuten. Herzrasen bedeutet, dass das Herz von einer Sekunde auf die andere in einem zu schnellen Rhythmus schlägt, ab und zu sogar mit über 140 Schlägen pro Minute – normal sind 60 bis 100. Oft dauert es nur einen Augenblick, kann sich aber auch bis zu einer Stunde hinziehen. Auch zu Herzstolpern kann es kommen, dabei handelt es sich um einen Extraschlag (Extrasystole) zwischen zwei normalen Herzschlägen. Da sich das Herz aber von einem Schlag immer kurz erholt, bevor es wieder Blut durch Ihren Körper pumpt, gerät es so aus dem Takt.

Wenn Sie in den Wechseljahren sind, sollten Sie jetzt aber nicht vom Schlimmsten ausgehen. Verantwortlich dafür – was sonst? – ist die Hormonumstellung. Vielleicht kennen Sie das auch schon. Schon bei jüngeren Frauen kann das Hormonchaos zu Herzrasen führen, kurz vor der Periode. Gelegentlich kommt es auch während der Schwangerschaft dazu. Gerade zu Beginn der Wechseljahre sorgt der Mangel an Progesteron für Durcheinander. Später kommt ein Östrogenmangel hinzu. Frauen reagieren darauf mit unterschiedlichen Beschwerden. Herzrasen oder starkes Herzklopfen führen bei vielen vor allem zu nächtlichen Hitzewallungen (siehe Seite 111). Sind diese vorbei, beruhigt sich im Allgemeinen das gesunde Herz auch wieder.

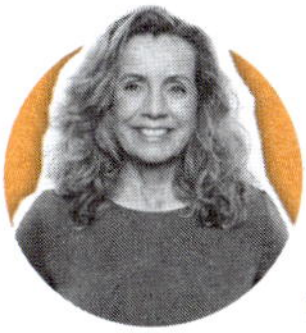

MEINE FAVORITEN

Nehmen Sie die Sache ernst, ohne sich von ihr Angst machen oder sie richtig groß werden zu lassen. Herzrasen ist erst mal nichts Schlimmes. Klären Sie mit einer Kardiologin oder einem Kardiologen die Ursachen ab und lassen Sie auch den Blutdruck messen. Die „Checkliste bei Herzrasen" der Deutschen Herzstiftung kann hier hilfreich sein (www.herzstiftung.de). Manchmal kann sich hinter starkem Herzklopfen auch Bluthochdruck verbergen, eine Überfunktion der Schilddrüse, aber auch Ängste, Eisenmangel oder ein Gläschen Wein zu viel am Vorabend. Das hilft:

Tief und ruhig atmen: Das beruhigt das Herz. Zum Atmen am besten an die frische Luft oder auf den Balkon gehen oder ans offene Fenster treten.

Massieren: Mit leichtem Druck den Hals auf der Halsschlagader massieren.

Entspannungstechniken: Sie sind ebenfalls eine Wohltat. Machen Sie sich vertraut mit Bodyscan, Achtsamkeitsmeditation oder progressiver Muskelrelaxation.

DAS KANN IHRE ÄRZTIN ODER IHR ARZT FÜR SIE TUN

Hormonersatzbehandlung: Suchen Sie sich eine Gynäkologin oder einen Gynäkologen, die sich mit bioidentischen Hormonen auskennen. Progesteron wirkt beruhigend und schlaffördernd. Es wird eingenommen als Weichkapsel, die Sie auch als Vaginaltablette einführen können. Einnahmeempfehlung: 100 bis 200 mg vor dem Einschlafen.

HOMÖOPATHIE

Spigelia anthelmia D6 (Dr. Reckeweg): Bei Nervenschmerzen und akuten sowie andauernden Herzbeschwerden. Passend, wenn Sie eher ängstlich und leicht zu erschüttern sind, sodass Sie nur schwer zur Ruhe kommen können. Bei akuten Symptomen: 5 Globuli.

Strophantus D6 (DHU) oder *Strophantus comp. Globuli* (Wala®): Wird vorwiegend als Stärkungsmittel für das Herz-Kreislauf-System verordnet.

So gehören Brustenge, nervöse Herzbeschwerden und leichte Herzschwäche zu den typischen Anwendungsgebieten. Bei diesem homöopathischen Medikament müssen Gegenanzeigen, Neben- und Wechselwirkungen genau beachtet werden, nehmen Sie es deshalb bitte nur in Absprache mit Ihrer in Homöopathie erfahrenen Ärztin oder Apothekerin ein. Bei akuten Symptomen: 5 Globuli.

Cardiodoron®-Dilution (Weleda): Bei nervösen Herzbeschwerden, Kreislaufschwäche oder gestörtem Tag-Nacht-Rhythmus. Vor dem Einschlafen 15 Tropfen auf ein Glas Wasser einnehmen.

DAS KÖNNEN SIE FÜR SICH TUN

Salbenauflage mit Aurum/Lavandula comp.

Sie brauchen: Ein Innentuch (Stoff oder Kompresse), etwa 12 × 12 cm – Aurum/Lavandula comp. Salbe (Weleda) – Holzspatel oder Buttermesser – Wärmflasche – Außentuch (Baumwoll- oder Wolle), etwas größer als das Innentuch.
So geht's: Die Creme dünn auf das Innentuch streichen. Die Salbenauflage nach Belieben auf einer Wärmflasche erwärmen und auf die Herzgegend legen. Mit dem Außentuch abdecken. Lassen Sie die Auflage mindestens eine Stunde, bei Bedarf auch über Nacht wirken.

Crataegus Ø Weissdorn-Urtinktur (Ceres): Weißdorn hilft bei nachlassender Herzkraft, Druck- und Beklemmungsgefühl im Herzen und kreislaufbedingter Müdigkeit. Täglich 3 × 5 Tropfen.

Melissenhydrolat (z. B. Tiroler Kräuterhof): Das Öl der Melisse hilft bei nervöser Erschöpfung, Schlafstörungen, emotionaler Überlastung und bei Herzrhythmusstörungen. Melissenwasser aus der Sprühflasche vor dem Schlafengehen auf das Kopfkissen sprühen.

Zirbenöl senkt den Pulsschlag, was das Ein- und Durchschlafen erleichtert. Besorgen Sie sich ein mit Zirbenflocken gefülltes Kissen oder träufeln Sie vor dem Einschlafen ein paar Tropfen Zirbenöl auf Ihr Kopfkissen.

HITZEWALLUNGEN – GANZ SCHÖN HEISS HIER!

Sie stehen für das häufigste Symptom in den Wechseljahren, über sie werden die meisten Witze gemacht und sie bereiten den Frauen am meisten Sorgen … Wer will schon schweißgebadet und mit knallrotem Kopf im Kollegenkreis sitzen oder halb nackt vor der offenen Kühlschranktür enden? Dabei bedeuten Hitzewallungen gar nicht unbedingt, dass eine Frau in dieser Zeit öfter schwitzt, häufig hat das ganz andere Ursachen. Es fühlt sich vielmehr so an, als ob Ihnen obenrum plötzlich heiß wird, das Gesicht fängt an zu glühen und danach kommt es zum Schweißausbruch. Das dauert oft weniger als eine Minute. Das anschließende Frösteln kann ebenfalls sehr unangenehm sein.

Hitzewallungen treten auf, ganz egal, ob die Heizung an ist, ob draußen tiefer Winter herrscht oder ob es Tag oder Nacht ist. Wie oft und wie intensiv es „wallt“, ist individuell verschieden. Manche erwischt es selten, andere erleben die innere Hitze bis zu 15-mal am Tag. Hitzewallungen sind genauso wie Nachtschweiß sogenannte vasomotorische Symptome der Wechseljahre. Das vasomotorische System ist ein Nerven- und Muskel-Netzwerk im Körper, das das Weiten und Zusammenziehen der Blutgefäße steuert. Kommt es hier zu einer Fehlsteuerung der Signale, zum Beispiel aufgrund einer Abnahme des Hormons Östrogen, wird es eben heiß.

Mit Hitzewallungen haben Frauen häufig in den letzten Jahren der Perimenopause (siehe Seite 76), also rund um die Menopause, zu tun. Je näher Sie auf Ihre letzte Periode zusteuern, desto wahrscheinlicher sind sie. In der Postmenopause, wenn sich der Körper mit der Hormonumstellung arrangiert und sich auf das dauerhaft niedrige Östrogenniveau eingestellt hat, hören bei den meisten Frauen die Hitzewallungen auf oder werden deutlich weniger.

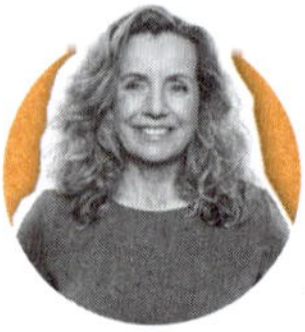

MEINE FAVORITEN

Sofortmaßnahme: Tanken Sie frische Luft – Fenster auf und tief durchatmen.

Weniger ist mehr: Reduzieren Sie Stress, Alkohol, Kaffee.

Cool down: Vermeiden Sie heiße Speisen und Getränke, scharfe Gewürze und überhitzte Räume.

Gewicht: Versuchen Sie, ein normales Gewicht zu halten.

Lüften: Das Schlafzimmer möglichst kühl halten und vor dem Schlafengehen gut durchlüften.

Dünne Nachtwäsche: Tragen Sie Nachtwäsche aus atmungsaktiven Naturfasern (Seide, Baumwolle).

Zwiebellook: Kleiden Sie sich tagsüber im Zwiebellook und tragen Sie luftige, atmungsaktive Kleidung.

Entspannungsmethoden: Erlernen Sie Techniken wie etwa MBT (Mindfulness Based Therapy), CBT (Cognitive Behavioural Therapy) und BT (Behaviour Therapy), um Ihren Stresslevel zu senken. Siehe auch Seite 148.

Frischekick für unterwegs: Haben Sie am besten immer Thermalwasserspray in Ihrer Handtasche. Auch Salbeitee eignet sich zum Versprühen.

Fettfreie Tagescreme: Fetthaltige Cremes legen sich wie ein Film über die Haut und fördern Schwitzen im Gesicht.

Tönungscreme: Make-up verstopft die Hautporen, verwenden Sie deshalb besser Tönungscremes.

Bewegung: Studien zeigen, dass Frauen, die regelmäßig walken oder Yoga machen, weniger unter den Hitzewallungen leiden.

DAS KANN IHRE ÄRZTIN ODER IHR ARZT FÜR SIE TUN

Hormonersatztherapie (HET)

Tatsächlich ist die wirksamste Therapie vasomotorischer Beschwerden mit dem Leitsymptom Hitzewallung die Hormonersatztherapie (siehe Seite 55). Sie findet in der neuen S3-Leitlinie zur Diagnostik und Interventionen in der Peri- und Postmenopause der DGGG, OEGGG und SGGG (14) wieder ihre Empfehlung.

Bei Patientinnen mit hormonsensiblem Brustkrebs, für die eine HET nicht geeignet ist, empfehlen die medizinischen Fachgesellschaften bei Hitzewallungen Medikamente gegen Depressionen in Form von sogenannten selektiven Serotonin-Wiederaufnahmehemmern (SSRI) und Serotonin- und Noradrenalin-Wiederaufnahmehemmern (SNRI). Tatsächlich lassen sich mit dem SNRI Venlafaxin Hitzewallungen und nächtliche Schweißausbrüche im Klimakterium ähnlich gut lindern wie mit einer Östrogentherapie. Die Nebenwirkungen sind allerdings nicht ohne, weshalb die Therapie sehr genau mit der Ärztin oder dem Arzt besprochen werden sollte. Außerdem empfehlen die Fachgesellschaften für Frauen mit Hitzewallungen, für die eine HET nicht infrage kommt, als weitere Möglichkeit den Wirkstoff Gabapentin. Er senkt die Intensität und Häufigkeit von Hitzewallungen, hat aber ebenfalls zahlreiche Nebenwirkungen, die sorgsam abgewogen werden sollten.

Phytotherapie

Hypericum perforatum (Johanniskraut): Ist bekannt für seine positive Wirkung bei leichten und mittelschweren Depressionen. Johanniskraut hat sich aber auch als gutes Mittel gegen Hitzewallungen bei Frauen nach überstandenem Brustkrebs erwiesen. Da Johanniskraut mit vielen Medikamenten interagiert, bitte immer nur in Absprache mit dem Arzt einnehmen. Schlimmstenfalls kann die Wirkung wichtiger Krebsmedikamente herabgesetzt werden.

Cimicifuga racemosa (Traubensilberkerze): Die Inhaltsstoffe aus der Wurzel der Pflanze wirken vor allem im zentralen Nervensystem. Auch bei Osteoporose entfaltet Cimicifuga eine Schutzwirkung. Cimicifuga-Präparate reduzieren Hitzewallungen, Schweißausbrüche und Schlafstörungen. Sie können auch von an Brustkrebs erkrankten Frauen eingenommen werden. Empfehlenswert sind nach Absprache mit Ihrer Ärztin oder Ihrem Arzt:

- Remifemin®: 2 × täglich 1 Tablette
- Femikliman® Uno: 1 × täglich 1 Tablette
- Cimicifuga STADA®: 1 x täglich 1 Tablette

Salvia officinalis (Salbei): Wenn das Schwitzen im Vordergrund steht, empfehlen sich Salbeipräparate:

- Salvia officinalis Ø Salbei-Urtinktur (Ceres): 3 × täglich 5 Tropfen
- Sweatosan®: 3 × täglich 1 Tablette; bei Nachtschweiß 3 Tabletten zur Nacht

Nahrungsergänzungsmittel

- *Sérélys®:* ein Pflanzenpollenextrakt mit Vitamin E: 2 × täglich 1 Tablette

Homöopathie

Bei Hitzewallungen mit Herzklopfen, Herzangst oder Überforderung:

- *Neurodoron®* (Weleda): 3 × täglich 2 Tabletten
- *Bryophyllum* 50% (Weleda): 1 Teelöffel zur Nacht

Bei nächtlichem Grübeln und Hitzegefühlen:

- *Pulsatilla pratensis* D4 (Spagyra): 3 × täglich 10 Globuli

Bei Hitzewallungen mit Schweißausbrüchen oder Frieren:

- *Lachesis* D12 (DHU): 3 × täglich 10 Globuli

Bei Hitzewallungen mit Bluthochdruck und rotem Gesicht:

- *Sanguinaria* D12 (DHU): 3 × täglich 10 Globuli

Bei Hitzewallungen und Stimmungsschwankungen:

- *Cimicifuga comp.* (Weleda): 3 × täglich 15 Tropfen
- *Sepia comp.* (Weleda): 3 × täglich 2 Tabletten
- *Klimaktoplant®* (DHU): 3 × täglich 1 Tablette

Akupunktur

Anerkanntermaßen kann eine Akupunkturbehandlung Hitzewallungen in den Wechseljahren reduzieren und damit die Lebensqualität vieler Frauen verbessern. Wenn Sie diese Form der Behandlung anspricht, sollten Sie sich mit Ihrer Ärztin oder Ihrem Arzt beraten.

DAS KÖNNEN SIE FÜR SICH TUN

Erfrischungsspray

Lassen Sie sich in der Apotheke das Erfrischungsspray nach der Rezeptur von Ursula Zahlut (Apothekerin und Aromaexpertin) anfertigen: 30 ml Pfefferminzhydrolat, 8 Tropfen Zitrone, 2 Tropfen Muskatellersalbei, 3 Tropfen Rosengeranie.

Ernährung

Sojaprodukte enthalten Isoflavone, sekundäre Pflanzenstoffe, die im Körper eine hormonähnliche Wirkung entfalten. Deshalb können sie bei Frauen einen positiven Einfluss auf Hitzewallungen haben (mehr dazu auf Seite 204). Hitzewallungen und Schweißausbrüche werden aber auch begünstigt, wenn der Blutzuckerspiegel zwischen den Mahlzeiten zu stark abfällt. Achten Sie unbedingt auf ausreichend Eiweiß in Ihrer Nahrung und genügend Ballaststoffe. Das hält länger satt.

Wechselduschen

Durch das abwechselnde Weiten und Verengen der Blutgefäße wirkt sich dieser Klassiker aus der Kneipp-Medizin positiv auf Wärmeregulierung, Immunsystem, Stoffwechsel, Kreislauf und Stimmung aus.
So geht's: Sie duschen sich warm ab und stellen dann das Wasser auf kalt. Am rechten Fuß außen mit der kalten Dusche beginnen und dann rechts außen bis hoch zur Hüfte kühlen. Danach auf die Innenseite des Oberschenkels wechseln und wieder zurück zum Fuß. Anschließend am linken Bein wiederholen. Danach kommen die Arme dran: Am rechten Handrücken beginnen und bis zur Schulter duschen und an der Achsel am Innenarm entlang wieder bis zur Handfläche kühlen. Nun das Gleiche am linken Arm. Das Ganze zweimal wiederholen.

Einreibung

Nach dem Duschen oder auch in der Nacht den Körper mit Salbeibad (Dr. Hauschka) betupfen und anschließend kurz abspülen. Zur Nacht ist auch das Citrus-Erfrischungsbad (Weleda) auf der Haut angenehm, das nicht abgespült werden muss.

Fußbad

Eine wohltuende Anwendung vor dem Schlafengehen, wenn Sie zu nächtlichem Schwitzen neigen.
So geht's: 5 Esslöffel Eichenrinde-Stückchen (Apotheke) in einem Liter kalten Wasser ansetzen und mindestens 8 Stunden ziehen lassen. Das Ganze aufkochen, dann auf der ausgeschalteten Herdplatte mindestens 15 Minuten stehen lassen. Den Sud in eine Flasche abfüllen. Eine Fußbadewanne mit warmem Wasser (37/38 Grad) füllen und von dem Sud etwa 100 Milliliter dazugeben. Die Füße nebeneinander ins Wasser stellen, das Wasser sollte bis über die Sprunggelenke reichen. Nach 7 bis 10 Minuten die Füße abtrocknen, Wollsocken anziehen und anschließend ins Bett gehen.

Salbenauflage mit Aurum/Lavandula comp. (Weleda)

Wenn die nächtlichen Hitzewallungen mit Herzklopfen und Angst einhergehen, dann hilft der Salbenlappen aufs Herz (siehe Seite 110), und/oder Sie reiben beide Innenseiten der Unterarme mit der Salbe ein.

Tees

- *Taubnesseltee*: 3 Tassen, über den Tag verteilt getrunken, reduzieren die Hitzewallungen deutlich.
- *Salbeitee:* Wenn das Schwitzen im Vordergrund steht, 3 bis 5 Tassen Salbeitee über den Tag verteilt trinken.

TRÜBE TAGE – NICHTS MEHR LOS MIT MIR?

Traurigkeit und Ängste sowie depressive Gefühle können auch typisch sein für die frühe oder späte Perimenopause und bis in die frühe Postmenopause hineinreichen. Sie machen mehr Frauen zu schaffen als Hitzewallungen. Sobald sich das Gehirn in der Postmenopause an die dauerhaft niedrigen Östrogen- und Progesteronspiegel angepasst hat, ist der Spuk oft schon wieder vorbei.

DEPRESSIVE VERSTIMMUNGEN

Ist Ihre Welt in einem Moment noch in Ordnung, überlegen Sie im nächsten, wie Sie das alles überhaupt noch aushalten. Hormonveränderungen schlagen aufs Gemüt. Vielleicht kennen Sie dieses emotionale Auf und Ab aber auch schon aus der zweiten Zyklushälfte oder aus der Zeit nach der Geburt Ihres Kindes. Ihre Laune wechselt aus heiterem Himmel, das Stimmungsbarometer reicht von todunglücklich bis zur reißenden Tigerin. Typisch für diese Phasen sind auch Schlappheit, die Unfähigkeit, sich zu konzentrieren oder sich zu etwas aufzuraffen, und Angstzustände. Bei manchen Frauen kann es zu einem neuen Ausbruch depressiver Symptome kommen oder zu einer Verstärkung der Symptome von einer bereits diagnostizierten Depression. Es gibt jedoch keine Belege dafür, dass die Menopause Depressionen auslöst.

Mit dem Absinken des Progesterons verlieren Frauen den Schutz ihres Ruhehormons, was auch den Schlaf verschlechtert. Mit dem Verlust von Östrogen fehlt eine körpereigene Substanz, die zur psychischen Stabilität beigetragen hat. Östrogene beeinflussen im Gehirn die verschiedensten Botenstoffe, die für das seelische Befinden wichtig sind. In Kombination mit Schlafmangel wirkt sich der Hormonmangel zusätzlich negativ auf die Stimmung aus.

Manchmal hilft es, seine Gefühle zu akzeptieren, wie sie sind, weil das Leben eben so spielt. Trotzdem sollten Sie gegensteuern, wenn die Tage sich zu sehr verdüstern. Oft fallen die Wechseljahre zusammen mit einer Lebensphase, in der viele Belastungen auf einmal zusammenkommen. Vielleicht sind es ja die momentanen Lebensumstände, die Sie so runterziehen? Selbstzweifel, Empty-Nest-Syndrom, pflegebedürftige Eltern, Krisen in der Arbeit oder in der Beziehung… Dann ist es am besten, hier anzusetzen und mehr für sich zu tun. Manchmal kann sich aus depressiven Verstimmungen auch eine Depression entwickeln. Sie wird aus medizinischer Sicht auf eine Stoffwechselstörung im Gehirn zurückgeführt. Vor allem der Botenstoff Serotonin ist dabei erniedrigt. Eine Depression kann dann zum ersten Mal in den Wechseljahren auftreten, hat aber erst mal nichts mit dem Absinken der Geschlechtshormone zu tun. Sie muss ärztlich diagnostiziert und behandelt werden.

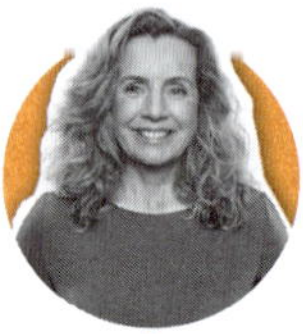

MEINE FAVORITEN

Depressive Verstimmungen können Sie selbst in den Griff bekommen, auch mithilfe von Freundinnen und Familie. Wenn Sie sich nicht sicher sind, ob es sich nicht doch um eine Depression handelt, sprechen Sie bitte mit Ihrer Gynäkologin oder Ihrem Gynäkologen oder vereinbaren Sie ein Gespräch mit einer Psychiaterin oder einem Psychotherapeuten. Immer hilfreich sind:

Regelmäßige Bewegung: Bewegung bei Tageslicht fördert die Serotoninbildung.

Gute Gespräche: Pflegen Sie positive soziale Kontakte.

Meditation: Machen Sie sich vertraut mit Entspannungstechniken (siehe auch Seite 192).

Abstinenz: Verzichten Sie auf Zigaretten und Alkohol.

Ernährung: Sorgen Sie für eine ausgewogene Ernährung (siehe auch Seite 194). Die Deutsche Gesellschaft für Ernährung empfiehlt darüber hinaus, pro Tag mindestens eine Handvoll Nüsse zu essen, das entspricht etwa 30 Gramm. Die kleinen Energiebomben sind reich an lebenswichtigen Nährstoffen und an L-Tryptophan. Aus dieser Substanz kann der Darm das Wohlfühlhormon Serotonin herstellen.

Sich etwas gönnen: Frische Blumen, ein tolles Buch, eine Fußmassage, ein Spa-Besuch – eine Studie der Universität von Miami (24) hat gezeigt, dass eine Massage das Stresshormon Cortisol um mehr als die Hälfte senken kann (mehr dazu ab Seite 189).

DAS KANN IHRE ÄRZTIN ODER IHR ARZT FÜR SIE TUN

Psychotherapie

Eine kognitive Verhaltenstherapie (siehe Seite 121) kann helfen.

Hormonersatztherapie (siehe Seite 55)

Hypericum perforatum: Johanniskraut ist ein pflanzlicher Stimmungsaufheller und kann beim Einschlafen helfen. Empfehlenswert sind:

- Laif® 900 Balance: 1 × täglich 1 Tablette
- Neuroplant® aktiv: 1 × täglich 1 Tablette

DAS KÖNNEN SIE FÜR SICH TUN

Homöopathie

Cimicifuga D12 (DHU): Bei Wechseljahresbeschwerden mit Kopf- und Nackenschmerzen sowie verspanntem Rücken, ebenso bei geistiger Überarbeitung. Das Präparat kann auch bei depressiven Verstimmungen, Schlafstörungen, Kopfschmerzen und Migräne eingesetzt werden. Einnahmeempfehlung: 2 × täglich 10 Globuli über zehn Tage. Wenn die Stimmung sich hebt, können Sie die Globuli über drei Monate bedenkenlos einnehmen. Sollte aber nach zehn Tagen keine Besserung eingetreten sein, setzen Sie das Mittel bitte ab.
Aurum metallicum praeparatum D12 Trituration (Weleda): Bei Stimmungswechsel von Aggression zu Mut- und Teilnahmslosigkeit; hat sich auch bei depressiver Grundstimmung bewährt: 2 × täglich eine Messerspitze oder bei Bedarf.

Aromatherapie

- *Bergamotteöl:* In der Duftlampe oder als Raumspray beruhigt es das Nervensystem.
- *Nadelöl:* Wenn Ihnen der Alltag die Luft zum Atmen nimmt, tut das Fichtennadel-Sprudelbad (Dresdner Essenz) oder auch das Edeltannen-Erholungsbad (Weleda) gut oder eine Massage mit Fichtennadel-Einreibung (Spitzner). Auch als Öl für die Duftlampe geeignet (Primavera).
- *Limettenöl:* Wirkt stimmungsaufhellend als Raumspray oder in der Duftlampe.
- *Muskatellersalbeiöl:* Wirkt stimmungsaufhellend in der Duftlampe (Taoasis, Primavera).
- *Neroliöl:* Wenn Stimmungsschwankungen Sie förmlich aus der Bahn werfen und Sie das Gefühl haben, die Kontrolle zu verlieren. Nehmen Sie immer ein Riechfläschchen für unterwegs mit.

ÄNGSTE

Ein Engegefühl in der Brust kann das erste Anzeichen sein, dann vielleicht die Angst, das Haus zu verlassen, oder die plötzliche Panik, dass man die Welt um sich herum nicht mehr unter Kontrolle hat.

Ein lähmendes Gefühl kann sich breitmachen, das ganz häufig von bestimmten körperlichen Anzeichen begleitet wird, wie etwa Kurzatmigkeit, Herzrasen (siehe Seite 108), Übelkeit, Schweißausbrüche, ein trockener Mund und Zittern.

Oft werden diese diffusen Ängste durch hormonelle Veränderungen verursacht. Progesteron, das normalerweise Ängste bremst und beruhigend wirkt, sinkt zu Beginn der Wechseljahre. Später sorgt der Verlust von Östrogen für eine Veränderung der Gehirnchemie, indem zeitgleich die Spiegel von Wohlfühlhormonen wie Serotonin und Dopamin sinken. Kommen zu dieser Gemengelage dann noch Schlafmangel und Stress hinzu, werden die Tage unter Umständen umso zermürbender. Wichtig ist es, sich diesen Emotionen zu stellen und sie nicht beiseitezuschieben. Sollten sich diese Zustände oft bei Ihnen einstellen oder zu belastend für Sie werden, sprechen Sie bitte mit Ihrer Ärztin oder einem Psychotherapeuten.

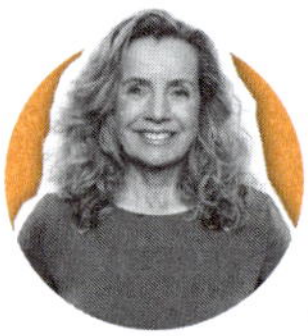

MEINE FAVORITEN

Wissen: Ein erster Schritt zur Besserung kann schon die Erkenntnis sein, dass es in den Wechseljahren zu Angstzuständen kommen kann. So sind Sie im Fall der Fälle auch geistig darauf vorbereitet.

Anti-Stress-Übung: Morgens ist der Spiegel des Stresshormons Cortisol besonders hoch. Das hilft einerseits, dass wir in die Gänge kommen, kann aber andererseits auch Ängste schüren. Deshalb sollten Sie den Morgen am besten mit einer zehnminütigen Meditation (siehe Seite 192) oder – wenn Ihnen das mehr liegt – mit einer Runde Yoga (siehe Seite 184) beginnen.

Bewegung: Wenn wir aktiv sind, schüttet das Gehirn Wohlfühlhormone aus, die wie ein Antidepressivum wirken und auch gegen Ängste helfen können. Ob Spazierengehen an der frischen Luft, Walken, Radfahren, Inlineskaten oder Laufen – all das ist sehr effektiv. Die Natur ist erwiesenermaßen einer der besten Stimmungsaufheller.

Alkohol meiden: Das Gläschen zur Beruhigung am Abend verstärkt mitunter Ängste, deshalb besser einen leckeren, beruhigenden Tee trinken (siehe Seite 116).
Vanilleduft: Der Duft der dunklen Schote regt die Produktion von Serotonin an. Probieren Sie Duftkerzen mit Vanillearoma aus.

DAS KANN IHRE ÄRZTIN ODER IHR ARZT FÜR SIE TUN

Kognitive Verhaltenstherapie: Nicht wenige Frauen sind bis zur Mitte ihres Lebens viele, viele Jahre für andere da gewesen. Jetzt, in den Wechseljahren, ändert sich das. Nun können Themen, die mit der neu gewonnenen Freiheit zusammenhängen, durchaus Angst und Sorgen machen: Kinder ziehen aus (Empty-Nest-Syndrom), die eigenen Eltern werden merklich älter oder gar pflegebedürftig und konfrontieren einen ungewollt mit der eigenen Vergänglichkeit. In der Partnerschaft können Risse entstehen, weil keine gemeinsamen Visionen mehr vorhanden sind. Wie wird die Zukunft aussehen? Besprechen Sie dies und alles, was Sie mit Sorge und Angst erfüllt, in einem geschützten Rahmen und lernen Sie dabei, einengende Muster aufzulösen.

Vitamin D_3: Studien (1) vermuten, dass das Prohormon eine wichtige Rolle bei der Stimmung und der mentalen Gesundheit spielt. Lassen Sie Ihren Vitamin-D_3-Spiegel beim Arzt untersuchen. In Deutschland leiden laut dem Robert Koch-Institut (RKI) über 15 Prozent der Menschen an Vitamin-D_3-Mangel, und weitere 40,8 Prozent sind unterversorgt, mit möglichen Folgen für ihre Gesundheit.

DAS KÖNNEN SIE FÜR SICH TUN

Atemübung: Mit dem Atem können Sie aktiv etwas gegen auftauchende Ängste tun und Stress abbauen.
So geht's: Setzen oder legen Sie sich entspannt hin und legen Sie eine Hand auf den Bauch. Atmen Sie durch die Nase ein und zählen Sie innerlich langsam bis vier. Halten Sie die Luft an und zählen Sie bis sechs. Atmen Sie aus und zählen Sie dabei langsam bis acht. Diese Übung können Sie fünfmal wiederholen. Ihr Atem wird ruhig und tief.

Aufschreiben: Führen Sie Tagebuch und schreiben Sie auf, wenn Sie Ängste entwickeln. Das kann hilfreich dabei sein, einen anderen Blickwinkel zu gewinnen. Notieren Sie, was Ihnen die Kontrolle über Ihr Leben raubt und was Ihnen dagegen hilft.

Anti-Stress-Maßnahmen: Was gegen Überbelastung hilft, kann auch ein gures Mittel gegen die Angst sein. Ab Seite 191 haben wir Ihnen noch einige gute Tipps zusammengestellt, mit denen Sie den Wechseljahresstress abmildern können.

KOGNITIVE EINSCHRÄNKUNGEN – NEBEL IM GEHIRN

Wenn Menschen älter werden, lassen nicht selten die kognitiven Fähigkeiten nach. Das macht sich natürlich auch bei Frauen bemerkbar – das Risiko für Alzheimer-Demenz ist für uns außerdem tatsächlich höher. Insbesondere die hormonellen Schwankungen zu Beginn der Wechseljahre machen sich in der Steuerzentrale im Kopf bemerkbar.

MENO-BRAIN

Zwei von drei Frauen in den Wechseljahren klagen über Gedächtniseinbußen, Merkfähigkeitsstörungen, Verwirrtheit und Konzentrationsprobleme. Termine werden vergessen, man weiß nicht mehr, wo das Handy liegt, wo die Tasche zum Einkaufen oder das Portemonnaie sind, und auch der eine oder andere Name ist scheinbar aus dem Gedächtnis verschwunden.

Der englische Begriff „Brain Fog“, auf Deutsch Gehirnnebel, ist treffend für diesen diffusen Zustand. In den USA spricht man darüber hinaus auch von „Meno-Brain“: Aufgrund des sinkenden Progesteronspiegels in der Perimenopause schlafen Frauen meist schlechter, und das tut dem Gehirn alles andere als gut. Bis sich der Körper auf die niedrigeren Östrogen- und Progesteronspiegel eingestellt hat, kann es neben körperlichen Beschwerden auch zu Problemen „im Kopf“ kommen, wie etwa Vergesslichkeit und Konzentrationsschwierigkeiten.

Sobald Sie sich aber nach der Menopause an die neuen Hormonverhältnisse gewöhnt haben, lassen diese akuten Symptome im Allgemeinen wieder nach.

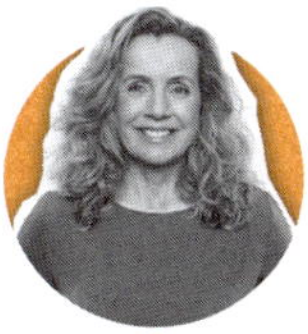

MEINE FAVORITEN

Omega-3-Fettsäuren: Das Gehirn besteht zu rund 73 Prozent aus Wasser, die restlichen knapp 30 Prozent der Gehirnmasse zu knapp zwei Dritteln aus Fetten, zu einem Drittel aus Eiweiß und zu etwa 10 Prozent aus Kohlenhydraten. Damit es gut funktionieren kann, sollten regelmäßig Omega-3-haltige Nahrungsmittel auf Ihrem Speiseplan stehen. Gute Quellen sind Nüsse, Leinsamen, Eier, Avocados, aber auch veganes Algenöl und Krillöl.

Antioxidanzien: Diese pflanzlichen Substanzen schützen unsere Zellen. Sie stecken in vielen Gemüsesorten und auch in Obst. Gute Quellen sind Brokkoli, frische Kräuter, Kurkuma oder Ingwer.

Verzicht auf Alkohol: Alkohol hat eine dämpfende Wirkung und kann den Nebel im Gehirn verstärken.

Erholsamer Schlaf: Sollte es mit dem Ein- oder Durchschlafen nicht so gut funktionieren, finden Sie ab Seite 101 viele Empfehlungen für einen tiefen Schlaf.

DAS KANN IHRE ÄRZTIN ODER IHR ARZT FÜR SIE TUN

Rosenwurz (Rhodiola rosea): Die Heilpflanze regt die Bildung der Neurotransmitter Serotonin, Noradrenalin und Dopamin an und erhöht damit Ihren mentalen Energielevel und die Denkfähigkeit. Empfehlenswert ist zum Beispiel rhodioLoges®: 2 × täglich 1 Tablette.

DAS KÖNNEN SIE FÜR SICH TUN

Fasten: Eine Studie an der Universität Münster (53) hat gezeigt, dass Hungerphasen auch bei älteren Menschen die Hirnleistungen verbessern. Die Kontrollgruppe, die ein Drittel weniger Kalorien als die Vergleichsgruppen zu sich nahm, schnitt in Sachen Gedächtnis am besten ab. Das lässt sich mit Intervallfasten (siehe Seite 131) erreichen.

Viel bewegen: Bewegung ist ein Allheilmittel – am besten natürlich an der frischen Luft und bei Wind und Wetter.

To-Do-Listen schreiben: Sie helfen dabei, Ihre geistigen Ressourcen nicht für Kleinkram zu blockieren.

ALZHEIMER-DEMENZ

Abzugrenzen von den eher diffusen Symptomen des Meno-Brain ist die krankhafte Veränderung des Gehirns. Demenz – am häufigsten ist die Alzheimer-Erkrankung – betrifft Frauen wesentlich häufiger als Männer. Die Ursache der Alzheimer-Demenz ist noch unklar. Gemutmaßt wird immer mal wieder über einen Zusammenhang mit der veränderten Stoffwechselchemie in den Wechseljahren und ganz besonders mit dem Einfluss der Östrogene auf das Gehirn. Daraus könnte man folgern, dass die Gabe von Hormonpräparaten eine wirksame Vorbeugungsmaßnahme darstellt. Leider kann die Wissenschaft diese Frage aktuell noch nicht klar beantworten, vermutet wird sogar ein erhöhtes Demenzrisiko, sofern mit der HET nach dem 65. Lebensjahr begonnen wird. Als Risikofaktoren werden diskutiert Typ-2-Diabetes, Übergewicht, Depressionen, Rauchen, ein erhöhter Cholesterinspiegel und wenige soziale Kontakte. Das sind viele Faktoren, die wir selbst beeinflussen können.

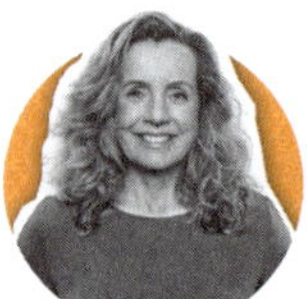

MEINE FAVORITEN

Rundum-Lifestyle-Paket: Menschen, die sich gesund und ausgewogen ernähren, auf regelmäßige Bewegung achten, geistig aktiv bleiben und soziale Kontakte pflegen, erkranken nachweislich seltener an Alzheimer.

Das Vorbeugungs-Plus: Ärzte empfehlen außerdem ein gesundes Gewicht und einen Verzicht auf Alkohol und Zigaretten.

DAS KÖNNEN SIE FÜR SICH TUN

Neues lernen: Wie die Muskeln braucht auch das Gehirn Training, um auf Dauer leistungsfähig zu bleiben. Besonders effektiv ist das Erlernen eines Musikinstruments. Schon nach 20-minütigem Musizieren sind neue Nervenverbindungen nachweisbar.

Kunsttherapien: Kreativität wirkt heilsam, denn Kunst kann einen Zugang zu eigenen Gefühlen und inneren Prozessen eröffnen. Auch zur Demenzprophylaxe sind Farben, Pinsel & Co. geeignet. Auf der Website www.therapie.de finden Sie ausgebildete Kunsttherapeutinnen und -therapeuten in Ihrer Nähe.

Vierbeinige Freunde: Leihen sich Sie sich den Hund von Ihrem Nachbarn aus oder übernehmen Sie eine Patenschaft im Tierheim und gehen Sie regelmäßig Gassi.

Leichter Denksport: Kreuzworträtsel oder das Logikrätsel Sudoku halten die grauen Zellen in Schwung.

Gehirnversorgung: Obwohl unser Gehirn nur etwa zwei Prozent des Körpergewichts ausmacht, will es etwa ein Fünftel von dem, was wir essen und an Sauerstoff einatmen, für sich. Dafür hat es gute Gründe: Es ist immer aktiv, auch wenn wir schlafen. Nervenzellen brauchen jede Menge Energie und besonders anstrengende Hirnleistungen wie Konzentration und Gedächtnisaufgaben brauchen noch mehr. Ideal für eine stetige Zufuhr an Gehirnfutter sind komplexe, langkettige Kohlenhydrate aus Vollkornprodukten und Gemüse. Sie werden langsam vom Stoffwechsel in Glukose zerlegt und sorgen so für eine gleichbleibende Leistungsfähigkeit.

Genug trinken: Das Gehirn besteht zu fast 80 Prozent aus Wasser. Schon ein geringer Flüssigkeitsverlust macht sich daher rasch bemerkbar (mehr dazu ab Seite 196).

DER MENO-BAUCH – DIE FIGUR ISST JA IMMER AUCH MIT

Die meisten Frauen haben einen regelrechten Horror davor, mit Beginn der Wechseljahre völlig aus dem Leim zu gehen und diesem frustrierenden Geschehen, wenn aus dem Bäuchlein ein Bauch wird und der Po dafür schwindet, auch noch hilflos zusehen zu müssen. Dabei ist eine Gewichtszunahme im mittleren Alter gar nicht unbedingt vorprogrammiert. Denn Geschlechtshormone machen nicht einfach so dick, egal, ob sie weniger werden oder durch Ersatz mehr. Auch die Veränderung Ihrer Körpersilhouette haben Sie selbst in der Hand.

Natürlich wissen wir, dass jeder Mensch – ob weiblich oder männlich – etwa ab seinem 30. Lebensjahr an Muskelmasse verliert. Dann verändert sich auch die Körperzusammensetzung, also das Verhältnis von Fett und Muskeln, und der Energieverbrauch sinkt. Sie (ver-)brauchen einfach nicht mehr so viel wie früher. Wenn Sie wissen möchten, wie es bei Ihnen aussieht, erkundigen Sie sich bei Ihrer Ärztin oder Ihrer Apotheke nach einer sogenannten BIA-Messung (siehe Seite 134). Damit lässt sich die individuelle Verteilung von Körperfett und Muskeln ganz genau ermitteln.

Ihre Energieaufnahme können Sie selbst steuern, indem Sie nur so viel Energie aufnehmen, wie Sie auch verbrauchen. Hierbei ist es hilfreich, ein paar Faustregeln zu beachten (mehr dazu ab Seite 129). Außerdem können Sie Ihre Muskulatur erhalten, indem Sie regelmäßig Walking-Runden drehen, schwimmen, Rad fahren, ins Krafttraining gehen oder was immer Ihnen Freude macht. Denn Ihre Muskeln sind Ihre wichtigsten Verbündeten beim Gewichthalten oder auch beim Abnehmen. Das liegt daran, dass sie wichtige Stoffwechselorgane sind.

UNSER WUNDERBARER STOFFWECHSEL

Um zu verstehen, wie Muskeln, Stoffwechsel und Ihre gute Figur zusammenhängen, werfen wir einen Blick auf das Geschehen, das uns am Leben erhält und sich größtenteils in unserem Bauch abspielt: Jeden Tag nehmen Sie verschiedene Stoffe auf, feste, flüssige und durch den Atem auch aus der Luft. Jede dieser Substanzen wird auf dem Weg durch das Verdauungssystem und später über die Blutbahn in Ihrem Körper umgebaut oder in ihn ein- oder abgebaut. Überschüssige Energie landet als Reserve für schlechte Zeiten in den Fettdepots an Bauch, Beinen und Po. Alles, was Sie anschließend nicht mehr brauchen, wird ausgeschieden. Dieser Stoffwechsel besteht aus sehr vielen komplexen chemischen Reaktionen, die bis in jede kleinste Zelle hineinwirken. Dazu braucht er:

- Flüssigkeit (aus gutem, reinem Wasser)
- Energie (aus Eiweiß, Fetten und Kohlenhydraten)
- Bewegung (gern an der frischen Luft)
- Schlaf (tief und fest)
- Sauerstoff (so viel wie möglich)
- Entspannung (immer wieder)

In einem Stoffwechsel, der gut versorgt ist und rundläuft, werden alle Nährstoffe aus Essen und Trinken zügig verarbeitet und umgewandelt. Kalorien werden verbrannt und Abfallstoffe zeitnah abtransportiert. Sie fühlen sich angenehm durchwärmt (aber Ihnen ist nicht heiß!) und frieren nicht so schnell. Ihr Darm ist aktiv, was Sie daran merken, dass Sie hin und wieder pupsen und regelmäßig und ohne Probleme Stuhlgang haben.

DICKMACHER INSULINRESISTENZ

Schwierig wird die Situation im Stoffwechsel, wenn dieser harmonische Zustand entgleist. Das passiert, wenn ständig Nährstoffe nachgeliefert werden, die irgendwie in den Zellen verstaut werden müssen, oder wenn die Nährstoffzusammensetzung nicht stimmt. Dann können für den Stoffwechsel wichtige Hormone aus dem Ruder geraten und im Bauch für Chaos sorgen. Vor allem, wenn dauerhaft zu viel Insulin und Zucker im Blut schwimmen, ist das zum einen eine Garantie zum Dickwerden, zum anderen erhöht sich das Risiko für Entzündungen und die Entstehung ernährungsbedingter Krankheiten. Ihre

Bauchspeicheldrüse schüttet stets Insulin aus, sobald Sie etwas Energiereiches essen oder trinken. Dieses Hormon hat die Aufgabe, den Zucker aus der Nahrung, die Glukose, in die Zellen zu schleusen, wo sie weiterverarbeitet wird. Der Blutzuckerspiegel sinkt dann, das Insulin geht langsam zurück, irgendwann stellt sich ein Hungergefühl ein und wir essen wieder etwas.

Wenn Ihr Stoffwechsel nun aber Überstunden leisten muss, weil er keine Pausen machen darf oder zu viel Zucker und Fette im Blut schwimmen und sich vielleicht auch noch Stresshormone dazugesellen, dann kommt es zu Blutzucker- und Insulinüberladungen im Blut. Das merken Sie erst mal lange nicht. Aber: Insulin blockiert den Fettabbau, und Sie nehmen langsam zu. Die Zellen schützen sich vor dem Überangebot, das sie nicht mehr verarbeiten können, und machen dicht. Der Schlüssel Insulin kann die Zellen nun nicht mehr aufschließen. Nährstoffüberschüsse verstaut er dafür in unseren Fettzellen, die unendlich dehnbar sind – und ab jetzt wird es kritisch für Ihr Gewicht und Ihre Gesundheit. Ihr natürliches Hunger- und Sättigungsgefühl schwindet, es ist so gut wie unmöglich, jetzt noch abzunehmen, Ihr Blutzucker steigt und steigt, der Bauch wächst und damit das Risiko für verschiedene Erkrankungen. Das alles geschieht natürlich nicht von heute auf morgen, sondern dauert eine Weile.

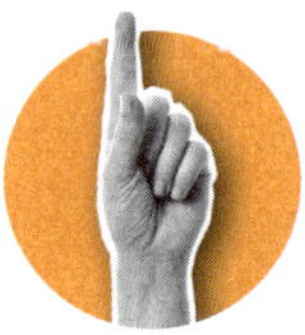

GEFÄHRLICHES BAUCHFETT

Bei Frauen gilt ein Bauchumfang ab 80 Zentimetern als bedenklich, bei über 88 Zentimetern ist das Risiko für Herz- und Kreislauf-Erkrankungen stark erhöht. Hier ist vor allem die Form der Fettverteilung entscheidend: Gefährdet sind insbesondere „Apfeltypen“, also Menschen mit eher schlanken Beinen, aber dickem Bauch. Gefördert wird diese eigentlich für Männer typische Körperfettverteilung in den Wechseljahren von sinkendem Östrogen und im Gegenzug dazu erhöhten Androgenspiegeln. Riskant ist besonders das Fett, das sich im Bauchraum zwischen und in den Organen lagert und wie eine eigene Hormonfabrik arbeitet.

Hier werden entzündungsfördernde Botenstoffe freigesetzt, die die Entstehung einer nichtalkoholischen Fettleber, von Typ-2-Diabetes und Herz-Kreislauf-Erkrankungen fördern, aber auch bestimmte Krebsarten. Die schlechte Nachricht: Das sogenannte viszerale Fett im Bauch lässt sich nicht absaugen. Aber: Eine Lebensstiländerung mit viel Bewegung, einer gesunden eiweiß- und pflanzenbetonten Ernährung sowie Intervallfasten können Wunder wirken.

WIE VIEL DARF ICH JETZT NOCH ESSEN?

Bislang gingen Ernährungsmediziner davon aus, dass der sogenannte Grundumsatz, also jene Energiemenge, die der Körper im Ruhezustand benötigt, um alle körperlichen Vorgänge in Gang zu halten, bei einer Frau in den Wechseljahren um etwa ein Drittel geringer ist als bei einer 25-Jährigen. Ginge man bei ihr von einem Bedarf von 1800 Kilokalorien am Tag aus, läge der Grundumsatz in den Wechseljahren im Durchschnitt nur noch bei etwa 1200 Kilokalorien, was extrem wenig ist. Bliebe der Appetit nun gleich, und die Frau äße nun jeden Tag nur 100 Kilokalorien mehr als nötig, so kämen im Jahr schnell ein paar Extrakilos zusammen. Ein Kilogramm Fett entspricht 7000 Kilokalorien.

Ganz so drastisch Diät zu halten ist aber womöglich gar nicht nötig. Im Rahmen einer 2021 in der Zeitschrift *Science* veröffentlichten Untersuchung (41) mit mehr als 6000 Teilnehmerinnen und Teilnehmern im Alter von acht Tagen bis 94 Jahren hat ein Forscherteam der US-amerikanischen Duke University den Grundumsatz vom Baby bis zur Oma gemessen und konnte vier Abschnitte der Stoffwechselaktivität ausmachen. Die Arbeit, die die Zellen verrichten, verändert demnach im Lauf unseres Lebens ihr Tempo auf eine Weise, die uns bislang nicht klar war. So stellten die Wissenschaftler fest, dass der Grundumsatz bis zum Alter von etwa 63 Jahren (!) relativ stabil bleibt – auch bei hormonellen Ausnahmesituationen wie einer Schwangerschaft oder beim Eintritt in die Wechseljahre. Erst ab einem Alter von etwa 65 Jahren sinkt der Kalorienverbrauch um etwa 300 Kilokalorien, dann nehmen wir schneller zu, als uns lieb ist, wenn wir genauso viel essen wie zuvor. Das widerspricht den bisherigen Empfehlungen, dass Frauen in den

Wechseljahren drastisch Kalorien sparen sollten, da ihr Grundumsatz angeblich so dramatisch sinkt.

Sie können also davon ausgehen, dass Sie bis zum 51. Lebensjahr etwa 1900 Kilokalorien pro Tag brauchen, sofern Sie 170 Zentimeter groß sind und sich eher wenig bewegen. Danach kommen Sie bis zum 65. Geburtstag mit etwa 1800 Kilokalorien täglich aus. Wenn Sie sich aber jeden Tag Bewegung verschaffen und einen aktiven Alltag pflegen mit Treppensteigen, Schrittesammeln oder Sport, darf es auch entsprechend mehr sein. Sehen Sie die genannten Kalorienwerte bitte nur als grobe Richtschnur an. Es geht nicht darum, dass Sie ab sofort sklavisch jede Kalorie im Glas oder auf dem Teller zählen, das macht definitiv keinen Spaß! Aber wenn Sie selbst kochen und sich vielleicht sogar mithilfe von Kochbüchern oder Rezepten aus dem Internet Wochenpläne zusammenstellen, können Sie ruhig nebenbei mal auf die Kalorienangaben achten – die stehen meist bei den Rezepten dabei – und Ihre Mahlzeiten entsprechend kombinieren. So bekommen Sie mit der Zeit ein gutes Gefühl dafür, welche Mengen Ihr Körper wirklich braucht.

SO BERECHNEN SIE IHREN GRUNDUMSATZ

Die Harris-Benedict-Formel wird seit 1918 angewendet und errechnet relativ exakt den täglichen Grundumsatz. Mit einbezogen werden hier Geschlecht, Alter und Körpergröße. Bei einer Frau (zum Beispiel 57 kg Gewicht, 1,62 m Größe, 48 Jahre) geht das so:

$655{,}1 + (9{,}6 \times \mathbf{57}) + (1{,}8 \times \mathbf{162}) - (4{,}7 \times \mathbf{48}) = 1268{,}3$ kcal

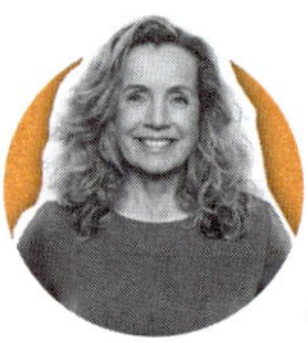

MEINE FAVORITEN

Einmal pro Woche messen: Wenn Sie auf Nummer sicher gehen wollen, legen Sie einmal wöchentlich morgens nach dem Toilettengang ein Maßband um Ihre Taille, in Höhe des Bauchnabels. Entspannen, ausatmen und die Maßzahl ablesen.

Nicht zu wenig essen: Reduktionsdiäten zum schnellen Gewichtsverlust kann Ihr Stoffwechsel überhaupt nicht leiden! Wenn der Blutzuckerspiegel absinkt, klagen viele Frauen zudem über Schweißausbrüche. Heißhungerattacken sind oft die Folge, und sobald Sie nach der Abspeckkur „normal“ essen, sind die verlorenen Pfunde wieder da, oft mit ein paar neuen Freundinnen im Gepäck. Merke: Reduktionsdiät = Jo-Jo-Effekt.

Telleraufteilung: Reservieren Sie mittags und abends knapp die Hälfte des Tellers für Gemüse oder Salat. Die haben viel Volumen und füllen den Magen. Etwa ein Viertel des Tellers ist für eiweißreiche Zutaten wie Hülsenfrüchte, Fleisch, Fisch, Eier oder Milchprodukte bestimmt. Das restliche Viertel verteilt sich auf Kohlenhydrate aus Brot, Vollkornnudeln, Naturreis und Kartoffeln, kombiniert mit Pflanzenöl, Nüssen und Saaten.

Essenspausen: Vier bis fünf Stunden nach jeder Mahlzeit sollten es sein. So kann der Spiegel des Hormons Insulin abflachen und Ihr Körper kann Kalorien verbrauchen und Fett verbrennen. Jede Fastenpause entlastet den Stoffwechsel. In der Zeit ohne Essen beginnen die Zellen außerdem zu detoxen und aufzuräumen. Dieses „Reinigungsprogramm“ (Autophagie) verlängert vermutlich sogar die Lebenserwartung. Intervallfasten – also Essenspausen machen und in dieser Zeit nichts Kalorienhaltiges snacken oder trinken – ist extrem einfach im Handling und verspricht eine erfolgreiche Gewichtsabnahme oder das Halten des erreichten Wunschgewichts, und das ohne Hungern und Jo-Jo-Effekt, sofern man in den Essenszeiten nicht extra zuschlägt. Ich empfehle gerne das 14:10-Intervall. Hier können Sie auf drei Hauptmahlzeiten gehen mit etwas kürzeren Essenspausen. Auch nicht verkehrt: Dinner Cancelling.

Trinken Sie ausreichend: Das hält nicht nur den Stoffwechsel in Schwung, sondern Sie sorgen so auch für eine gute Befeuchtung Ihrer Schleimhäute. Auf Kaffee sollten Sie gegebenenfalls verzichten, falls Sie danach schneller schwitzen. Das Gleiche gilt für alkoholische Getränke. Und bedenken Sie immer, dass sich jede Kalorie, die Sie über Flüssigkeiten aufnehmen, auch auf der Waage niederschlägt.

DAS KANN IHRE ÄRZTIN ODER IHR ARZT FÜR SIE TUN

Adipositas-App: Ihre Ärztin oder Ihr Psychotherapeut kann Ihnen eine solche App (z. B. zanadio) verschreiben. Dabei geht es um einen auf die Bedürfnisse jeder Patientin zugeschnittenen Therapieansatz zur Gewichtsreduktion, der von der Krankenkasse bezahlt wird.

Fastenklinik: Hier können Sie in einem medizinisch betreuten Rahmen innerhalb von zwei bis vier Wochen die Weichen für einen gesünderen Lebensstil stellen. Adressen für Kliniken und Sanatorien der Naturheilkunde finden Sie über die Ärztegesellschaft Heilfasten & Ernährung e.V. (www.aerztegesellschaft-heilfasten.de). Klären Sie mit Ihrer Krankenkasse, welche Kosten sie übernimmt.

Orlistat 60-mg-/120-mg-Kapseln: Dieser Wirkstoff reduziert die Fettaufnahme aus dem Darm. Sie müssen bei der Einnahme des Medikaments jedoch auf eine fettreduzierte Ernährung achten und sich gegebenenfalls auf unangenehmen Nebenwirkungen wie Blähungen und plötzlichen Stuhldrang einstellen.

Stoffwechselkur: Sie bringt die Verdauung in Schwung und fördert eine Gewichtsabnahme.

- *Schüßler-Salze* (z. B. von Pflüger): Von den Salzen Nr. 4 (Kalium chloratum), Nr. 8 (Natrium chloratum), Nr. 9 (Natrium phosphoricum) und Nr. 10 (Natrium sulfuricum) 3 × täglich je 2 Tabletten (insgesamt also 24 Tabletten pro Tag) über vier Wochen.
- *Cefamadar®:* 3 × täglich 1 Tablette über vier bis sechs Wochen.
- *Entwässerungskur:* Entwässern Sie mit dem Birken-Aktivgetränk (Weleda): 2 × täglich 1 Esslöffel verdünnt mit Wasser oder Tee, dazu äußerlich Pearl Scrub – Dusch-Peeling Birke (Weleda) und Birkenöl (auch hilfreich bei Cellulite).

Fett-Weg-Spritze: Diese kosmetische Methode ist geeignet für kleine Fettpolster und kann in Körperregionen eingesetzt werden, in denen sich unerwünschte Fettdepots bilden, die Sie mit Bewegung und

Ernährung nicht in den Griff bekommen, zum Beispiel am Kinn, am Rücken, an den Knie-Innenseiten oder an den Hüften. Dabei wird ein Wirkstoff aus der Sojabohne in das Fettpolster injiziert und die körpereigene Lipolyse (Fettabbau) in Gang gesetzt. Die Behandlung ist schmerzhaft und relativ teuer.

Für größere Bereiche gibt es die Möglichkeit der Fettabsaugung, die unter Narkose ausgeführt wird. Am Bauch kann allerdings nur das subkutane Fett (Fettgewebe, das direkt unter der Haut liegt) abgesaugt werden, das gesundheitsschädliche viszerale Fett, also das Fettgewebe, das sich um die inneren Organe anlagert, hingegen nicht.

Liraglutid (z. B. Saxenda®): Der Arzneimittelwirkstoff Liraglutid ist zum einen zur Behandlung bei Typ-2-Diabetes zugelassen, aber auch zur Gewichtsreduktion bei Adipositas. Er muss ärztlich verordnet werden und wird täglich subkutan (unter die Haut) in steigender Dosierung gespritzt. Die Kosten der Behandlung zur Gewichtsabnahme werden nicht von der Krankenkasse übernommen.

DAS KÖNNEN SIE FÜR SICH TUN

Sie können sich ganz leicht selbst helfen, indem Sie ab Seite 194 unsere Empfehlungen nachlesen, wie eine Ernährung aussehen kann, die Sie sicher und ohne Gewichtszunahme durch Ihre Wechseljahre bringt. Pflegen Sie außerdem einen bewegungsfreundlichen Alltag (lesen Sie mehr dazu ab Seite 180) und sorgen Sie für einen erholsamen Schlaf (mehr hierzu ab Seite 101).

Genug Eiweiß essen: Der Eiweißbedarf einer gesunden Erwachsenen liegt bei 1 bis 1,2 Gramm je Kilogramm Körpergewicht. Ab dem 50. Lebensjahr, oder wenn Sie jünger sind und viel Sport treiben, sollten Sie auf 1,2 Gramm gehen. So erhalten Sie Ihre Muskelmasse und stabilisieren Ihre Knochen. Die Tagesmenge verteilen Sie auf auf Ihre Mahlzeiten. Somit ergibt sich für eine Frau mit 60 Kilogramm Körpergewicht eine Eiweißration von insgesamt 72 Gramm pro Tag, das macht bei drei Mahlzeiten jeweils 24 Gramm.

Zuckerfallen meiden: Dazu gehören Frühstücksflocken, Fruchtjoghurts oder Gebäck, aber auch Ketchup, Fertiggerichte oder Light-Produkte. Auch Frühstücksdrinks, Cola, Eistee und Apfelschorle können reichlich Zucker enthalten. Zwar sind frische Früchte ohne Zweifel gesund, doch der in Obst enthaltene Zucker (Fruktose) ist keineswegs kalorienärmer als Haushaltszucker. Darum sollten Sie süße Äpfel, Birnen, Pflaumen und Trauben oder Exoten wie Ananas, Mangos, Feigen, Granatäpfel, Litschis, Kaki, Banane und Datteln nur in Maßen genießen. Zuckerarme Obstsorten sind hingegen Beeren, säuerliche Äpfel, Grapefruits, Zitronen, Aprikosen, Avocado, Papaya oder Wassermelone.

Übrigens: Zucker und Wasser vertragen sich leider ziemlich gut. Jedes Gramm Zucker bindet die vierfache Menge Wasser. Und wer mag schon Wassereinlagerungen in den Beinen, im Bauch oder im Gesicht? Für Salz gilt übrigens dasselbe: Jedes Gramm Salz erhöht die Wahrscheinlichkeit für die Zunahme von Bauchfett um 25 Prozent. Deshalb sollten Sie einen großen Bogen um Fast Food machen, in dem oft enorme Salzmengen stecken.

Wenn Sie Ihr Gewicht im Griff behalten wollen, achten Sie darauf, dass Süßkram und zuckerhaltige Getränke sich auf nicht mehr als 50 Gramm pro Tag summieren. Alkoholisches entweder ganz streichen oder höchstens 10 Gramm pro Tag, das entspricht einem kleinen Glas Wein oder Bier. Die WHO empfiehlt zudem zwei alkoholfreie Tage pro Woche, sofern man sich nicht dazu durchringen kann, Alkohol ganz vom Speiseplan zu streichen.

Messen mit BIA-Waage: Wenn Sie es genau wissen wollen, lassen Sie Ihr Gewicht mittels der sogenannten Bioimpedanzanalyse (BIA) messen. Sie zeigt Ihre Körperzusammensetzung aus Muskeln und Organen, Körperwasser und Fett. Dabei werden auf der Haut Elektroden befestigt, die schmerzfrei einen schwachen Wechselstrom durch den Körper leiten. So lässt sich die Wassermenge im Körper berechnen und die fettfreie Körpermasse abschätzen. Die Berechnung der Körperfettmasse erfolgt dann über verschiedene Formeln. Die Untersuchung kostet durchschnittlich knapp 50 Euro.

Fatburner: Auch bestimmte Lebensmittel und Gewürze regen den Stoffwechsel an. Bauen Sie mehr davon in Ihre Ernährung mit ein, zum Beispiel Chilischoten, Cayennepfeffer oder grünen Tee. Grapefruit, Zitronen und bitter schmeckende Kräuter wie Salbei hemmen die Lust auf Süßes.

Selbsthilfegruppen: Bei stärkerem Übergewicht (BMI von > 30) ist ein kombiniertes Programm aus Ernährungs-, Bewegungs- sowie Verhaltenstherapie erfolgversprechend. Entweder schließen Sie sich dazu einer Selbsthilfegruppe an (www.adipositasverband.de, www.adipositashilfe-deutschland.de, www.acsdev.de) oder Sie stellen sich in einem Adipositas-Zentrum vor. Erkundigen Sie sich bei Ihrer Ärztin oder Ihrem Arzt nach Adressen.

BLASENBESCHWERDEN – ICH GLAUBE, ES TRÖPFELT!

Sie waren kurz an der Luft und haben sich eine Blasenentzündung mit Krämpfen und Brennen eingefangen? Oder Sie haben das Gefühl, in die Hose zu machen, wenn Sie einmal niesen? Viele Frauen finden ihre schwache Blase einfach nur peinlich. Das ist aber wenig hilfreich, denn wie immer teilt Ihnen Ihr Körper ja nur mit, wo Sie ihm bitte helfen sollen. Und Sie sind nicht allein. Suchen Sie ruhig mal das Gespräch mit Ihren Freundinnen: Bis zu zwei Drittel der Frauen leiden während der Wechseljahre an Blasenbeschwerden.

BLASENSCHWÄCHE

Puh, ja, unangenehm, die Harninkontinenz. Manche Frauen haben auch schon vor dem Klimakterium mit ihr Bekanntschaft gemacht. Wenn sie husten, niesen oder hüpfen, „tröpfeln“ sie. Ärztinnen und Ärzte unterscheiden zwischen zwei Formen, und eine hängt mit den Wechseljahren zusammen:

Bei der Belastungsinkontinenz ist die Beckenbodenmuskulatur oder der Bandapparat im Beckenbereich nicht mehr so belastbar. Es tröpfelt beim Hüpfen oder Niesen, manchmal auch beim Treppensteigen, Gehen, Aufstehen oder Hinsetzen. Das liegt aber weniger an den fehlenden Östrogenen, sondern auch an Übergewicht, einer Senkung der inneren Geschlechtsorgane, chronischer Verstopfung, an Bindegewebsschwäche und manchmal auch an vorangegangenen Schwangerschaften und Geburten. Dann ist der Beckenboden, also die Muskelplatte, die das weibliche Becken nach unten abschließt, nicht mehr so stark. Auch chronisches Übergewicht, chronischer Husten oder berufliche Tätigkeiten, bei der Frauen täglich mehrere Kilos heben und/oder tragen müssen, trägt zu einer Belastungsinkontinenz bei.

Die Dranginkontinenz, auch überreaktive Blase genannt, ist die zweite und weitaus seltenere Form. Hier sind die Blasenschleimhaut und ihre Muskulatur empfindlich, ähnlich wie bei einer Blasenentzündung (siehe Seite 138). Bei dieser Form der Inkontinenz müssen Erkrankungen wie Harnwegsinfekt, aber auch Multiple Sklerose oder Parkinson ärztlich abgeklärt werden. Bestimmte Medikamente wie Diuretika (entwässernde Medikamente) oder Psychopharmaka können ebenfalls eine Dranginkontinenz auslösen, darüber hinaus kann der sinkende Östrogenspiegel gleichfalls mitverantwortlich sein. Östrogene wirken nämlich direkt auf die Schleimhaut und darauf, wie der Beckenboden und das Venengeflecht um die Harnröhre durchblutet werden. Das ist wichtig, damit die Blase gut schließt. Bemerkbar macht sich diese Inkontinenz, indem Frauen schon beim kleinsten bisschen Druck auf der Blase dringend Pipi machen müssen, und auf dem Weg zur nächsten Toilette dann bereits tröpfeln.

In 14 bis 61 Prozent der Fälle liegt eine Mischinkontinenz vor. Bei dieser Form treten also sowohl Symptome der Belastungs- als auch der Dranginkontinenz auf. Deshalb ist das Führen eines sogenannten Miktionstagebuches (siehe nächste Seite) vor dem Besuch bei der Frauenärztin oder dem Frauenarzt wichtig.

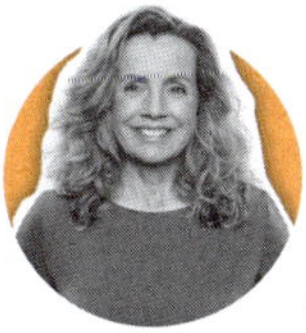

MEINE FAVORITEN

Am besten besprechen Sie mit Ihrer Frauenärztin oder Ihrem Frauenarzt, wie Sie weiter vorgehen, auch wenn Sie unsicher sind, um welche Form der Inkontinenz es sich bei Ihnen handelt. Bei beiden Formen hilfreich sind:

Gewichtsabnahme: Ein paar Pfunde zu viel können den Druck auf die Blase erhöhen. Versuchen Sie, Ihre Ernährung so zu verbessern, dass es Ihnen an nichts fehlt, Sie aber „leichter" leben können (siehe dazu Seite 131).

Beckenbodentraining: Das geht mit einer bestimmten Übung (siehe nächste Seite), aber auch mit Yoga oder Pilates. Radfahren, Nordic Walking oder Schwimmen sind ebenfalls super, um den Beckenboden in Form zu halten. Auf „hüpfende" Sportarten wie Joggen oder Trampolinspringen sollten Sie besser verzichten.

Das tut jetzt gut: Keine schweren Gegenstände schleppen und auf harntreibende Getränke wie Kaffee und schwarzen Tee besser verzichten.

DAS KANN IHRE ÄRZTIN ODER IHR ARZT FÜR SIE TUN

Trinktagebuch: Notieren Sie über mehrere Tage hinweg in einer Tabelle Uhrzeiten zur Trinkmenge und wann sie gewollt/ungewollt Urin abgegeben haben. Auch per App möglich (z. B. SeniControl).

Beckenbodenspezifische Physiotherapie: In bestimmten Fällen kann Ihre Gynäkologin oder Ihr Gynäkologe Ihnen eine solche Physiotherapie verordnen. Es gibt auch spezielle Inkontinenztampons für den Sport oder eine Pessartherapie.

Lokale Östrogentherapie: Ihre Scheide mit einer östrogenhaltigen Salbe oder Östrogenscheidenzäpfchen zu pflegen kann die Beschwerden von beiden Inkontinenzformen bessern. Empfohlen wird Östriol lokal vaginal (0,5 mg/Tag) zwei- bis dreimal pro Woche. Sollten Sie wegen hormonsensiblem Brustkrebs behandelt werden, unbedingt die behandelnde Ärztin in die Therapie mit einbeziehen.

DAS KÖNNEN SIE FÜR SICH TUN

Beckenbodentraining: Setzen Sie sich aufrecht auf einen Hocker. Eine Hand platzieren Sie unterhalb Ihres Bauchnabels, die andere legen Sie hinten auf den Po. Die Gesäßmuskeln bleiben entspannt, die Hände liegen ganz ruhig auf. Atmen Sie weich in den Bauch und anschließend langsam aus. Atmen Sie ein, Ihr Bauch wölbt sich dabei etwas. Spannen Sie den Beckenboden an – Scheide und Po fest zusammenzwicken – und versuchen Sie sie dabei leicht nach oben und innen zu ziehen, so als würden Sie auf der Toilette sitzen und das Wasserlassen unterbrechen. Spüren Sie beim Ausatmen, wie Ihr Bauch ein wenig nach innen sinkt. Wiederholen Sie die Übung zehnmal und machen Sie sie am besten täglich, das geht übrigens auch im Auto oder im Stehen, wenn Sie etwa an der Kasse in der Schlange stehen (dann ohne Zuhilfenahme der Hände, sieht sonst es ein bisschen komisch aus).

Verhaltenstraining: Sie kann bei der Dranginkontinenz helfen, die Intervalle zwischen Toilettengängen willkürlich zu verlängern. Dabei können Sie lernen, regelmäßig die Blase zu entleeren und kontrolliert zu trinken (www.beckenboden-gesundheit.org).

BLASENENTZÜNDUNG

Sie ist sicher eine der meistgehassten und -gefürchteten Beschwerden, und jede zweite Frau macht im Leben mindestens eine Blasenentzündung durch. Die Schmerzen beim Wasserlassen und im Bauchbereich sind böse, der ständige Harndrang ist stressig. Junge Frauen haben öfter damit zu tun, weil sie häufiger Sex haben, sich wegen zu dünner Kleidung unterkühlen und den Intimbereich oftmals falsch pflegen. In den Wechseljahren kann es dann wieder losgehen. Die Durchblutung wird schwächer, dadurch wird im Zusammenhang mit dem fehlenden Östrogen die Blasenschleimhaut trockener und dünner. Die Blase ist so anfälliger für unerwünschte Eindringlinge. Außerdem erweitert sich die Harnröhre und der Beckenboden wird schlaffer. Die Blase entleert sich dann manchmal nicht mehr vollständig, der Restharn ist ein Nährboden für Keime.

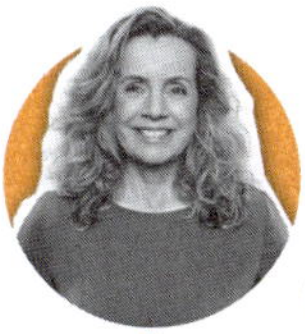

MEINE FAVORITEN

Den Ursachen, die in den Wechseljahren häufiger für eine Infektion verantwortlich sind, können Sie gezielt vorbeugen.

Viel trinken: Das hilft, um die Keime auszuschwemmen. Eineinhalb bis zwei Liter Wasser und/oder ungesüßte Tees (Bakterien lieben Zucker!) sollten es sein.

Nach dem Sex: Gehen Sie auf die Toilette und leeren Sie Ihre Blase, um Bakterien auszuspülen.

Scheidenpflege: Bei Trockenheit sind östrogenhaltige Zäpfchen, pflegende Vaginaltabletten und die Verwendung von Gleitgel ideal. Darüber hinaus kann auch eine Lasertherapie sinnvoll sein (siehe auch Seite 145).

Warme Füße: Die Füße, aber auch die Nieren- und Blasengegend, immer schön warm halten.

DAS KANN IHRE ÄRZTIN ODER IHR ARZT FÜR SIE TUN

Bei Schmerzen beim Wasserlassen:

- *Cystinol® N*: 3 × taglich 10 ml; so lange einnehmen, wie die Symptome bestehen, aber längstens eine Woche.
- *Cantharis Blasen Globuli velati* (Wala®): Bei Schmerzen beim Wasserlassen 6 × täglich 5 Globuli am Tag, zu Beginn auch stündlich.

ANTIBIOTIKA?

Um die Entwicklung einer Antibiotikaresistenz – die Medikamente verlieren dann ihre Wirkung – zu vermeiden, sollte eine Ärztin oder ein Arzt die Empfehlung eines Antibiotikums ohne genaue Diagnose immer kritisch betrachten. Goldstandard der Diagnostik einer Blasenentzündung ist die Testung des Urins und der Urinkultur. Bei einer akuten unkomplizierten Blasenentzündung ist eine Single-Shot-Antibiose empfehlenswert (das heißt, das Antibiotikum wird nur einmal verabreicht), zum Beispiel mit Fosfomycin. Ist dagegen eine längere antibiotische Therapie vonnöten, sollte diese mit den Therapiemöglichkeiten aus der Naturheilkunde oder Homöopathie begleitet werden.

DAS KÖNNEN SIE FÜR SICH TUN

Einreibung: Die Nierengegend und die Füße mit *Kupfer Salbe rot* (Wala®) 2 × täglich einreiben.

Sitzbad: Zwei Esslöffel Kamillenblüten mit einem Liter kochendem Wasser übergießen und zugedeckt 10 Minuten ziehen lassen. Den Aufguss mit Blüten in einen WC-Einsatz für ein Sitzbad gießen, sodass Sie im Sitzen nur durch den Dampf erwärmt werden. Den Unterleib dabei mit einem Badetuch einhüllen, damit die aufsteigende Wärme nicht verloren geht. 15 bis 20 Minuten wirken lassen, solang der Dampf angenehm warm ist. Danach 30 Minuten gut zugedeckt nachruhen.

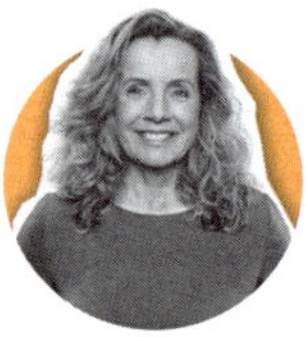

MEIN FAVORIT

Blasen-Wickel mit Eukalyptus

Sie brauchen: Eukalyptus-Öl 10% (Wala®) – Heilwolle (Apotheke), auf eine Größe von 12 × 12 cm zurechtgezupft – Wärmflasche

So geht's: Wärmflasche mit warmem Wasser füllen. Heilwolle mit etwa 30 Tropfen Öl beträufeln und verkneten. Die getränkte Heilwolle in die Unterhose auf die Blasengegend legen. Wärmflasche auflegen. Mindestens 30 Minuten einwirken lassen, danach 30 Minuten nachruhen. Die getränkte Heilwolle können Sie in einem Gefrierbeutel aufbewahren und sie so mehrmals verwenden.

Bärentraubenblättertee: 1 Teelöffel Bärentraubenblätter (Apotheke) mit 150 Milliliter siedendem Wasser übergießen, 10 Minuten ziehen lassen. Abseihen und trinken. 2 bis 3 Tassen am Tag tun gut.

Meerrettich-Frischwurzelsaft: Je 1 Esslöffel Saft (erhältlich in Apotheken oder Reformhäusern) in ein Glas Wasser rühren und 3 × täglich ein Glas davon trinken.

Teemischung: HEUMANN Blasen- und Nierentee aus Birkenblättern, Brennnessel und Goldrutekraut 3 × täglich 1 Tasse trinken.

Cranberrysaft: Nach einer Infektion zur Vorbeugung täglich mindestens 50 ml Saft 1:4 mit Wasser verdünnt trinken über drei Monate.

Mannose: D-Mannose (erhältlich in der Apotheke) ist eine Zuckerart, die auch in Pflanzen vorkommt. In der Blase sorgt sie dafür, dass sich Keime nicht an die Blasenwand anheften. Sie binden sich an die Mannose und werden mit dem Urin ausgeschieden. Nach Packungsanleitung einnehmen.

TROCKENZEIT – WILLKOMMEN IN DER WÜSTE!

Lässt die Produktion des Weiblichkeitshormons Östrogen nach, wird die Haut dünner und weniger elastisch. Die Schleimhautdicke von Scheide, Harnröhre und Blase, aber auch des Mundes und der Augen wird nicht mehr so hoch aufgebaut wie in den fruchtbaren Jahren. Dadurch fühlt sich alles viel trockener an als vor den Wechseljahren und ist verletzlicher. Es kann häufiger zu Juckreiz oder Brennen kommen. Nur bringen Frauen das in aller Regel nicht in Zusammenhang mit der veränderten Hormonchemie in ihrem Körper.

TROCKENE AUGEN

Aufgrund des niedrigeren Östrogenspiegels vermindert sich die Tränenmenge im Auge. Oder die sogenannten Meibom-Drüsen am Rand der Augenlider produzieren weniger Fett. Das Fett versorgt normalerweise den gesunden Tränenfilm, der sich über das Auge legt und der Hornhaut Nährstoffe liefert. Der Tränenfilm enthält zudem Abwehrzellen, die Krankheitserreger und Keime unschädlich machen. Stimmt der Mix nicht, kommt es zu einer stärkeren Verdunstung des Tränenfilms und die Augen werden schneller trocken. Das kann sich durch ein schmerzhaftes Brennen und Jucken äußern, häufig sind die Augen gerötet oder entzündet oder können paradoxerweise trotz Trockenheit vermehrt tränen. Zudem klagen viele Frauen über das Gefühl, ein Sandkorn im Auge zu haben.

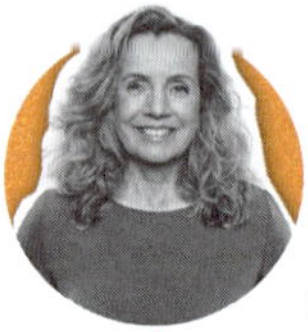

MEINE FAVORITEN

Direkte Luftzufuhr auf die Augen meiden: Halten Sie sich von Klimaanlagen, Lüftern und Zugluft fern, ebenso von Zigarettenrauch.

Luftfeuchtigkeit: Sorgen Sie für eine ausreichende Luftfeuchtigkeit in Ihren Wohn-, Büro- und Schlafräumen und lüften Sie regelmäßig.

Computerpausen: Wenn Sie viel vor dem Bildschirm arbeiten, legen Sie regelmäßige Pausen ein, in denen sich Ihre Augen entspannen können.

Sonnenbrille tragen: Schützen Sie Ihre Augen vor direktem Sonnenlicht oder Wind mit einer Sonnenbrille.

Ausreichend Schlaf: Auch unsere Augen brauchen Zeit, um regenerieren zu können.

DAS KANN IHRE ÄRZTIN ODER IHR ARZT FÜR SIE TUN

Suchen Sie bitte eine Augenärztin oder einen Augenarzt auf, wenn Ihre Symptome sich nicht rasch bessern, damit es nicht zu unangenehmen Verläufen kommt. Man wird Ihnen je nach Ausprägung der Benetzungsstörung Präparate für die Behandlung empfehlen.

Künstliche Tränen: Es gibt sie in Form von Gelen oder Tropfen. Sie lindern meist die stärksten Beschwerden, indem sie die Augenoberfläche befeuchten und dadurch die Austrocknung der Horn- und Bindehaut verhindern.

Silikonstöpsel: Wenn Sie unter zu wenig Tränenflüssigkeit leiden, kann Ihr Augenarzt Ihnen auch helfen, indem er den Hauptabflusskanal am Auge mit winzigen Stöpseln aus Silikon verschließt und dadurch verhindert, dass Tränenflüssigkeit in die Nasenhöhle abgeleitet wird. Diese Methode hilft sehr häufig. In manchen Fällen erstatten die Krankenkassen die Kosten in Höhe von 100 bis 150 Euro.

DAS KÖNNEN SIE FÜR SICH TUN

Augenpflege: Schminken Sie sich vor dem Zubettgehen sorgfältig ab und achten Sie auf gut verträgliche Kosmetika am Auge. Zum Abschminken und Pflege am Auge eignet sich beispielsweise der Einsatz von *Blephaclean®*-Kompressen.

Hyaluron: Diese feuchtigkeitsspendende Substanz hält auch Ihre Augen jung. Nutzen Sie hyaluronhaltige Augentropfen zur Befeuchtung Ihrer Augen.

- *Bepanthen® Augensalbe:* Der Wirkstoff Dexpanthenol hilft bei sehr trockenen Augen. Zur Nacht anwenden.
- *Euphrasia Augentropfen* (Wala®): Bei geröteten, gereizten und tränenden Augen. Reguliert den Flüssigkeitshaushalt der Augen.

MUNDTROCKENHEIT

Dass der Mund austrocknet, wird angesichts der sonstigen Palette an Wechseljahresbeschwerden gerne übersehen. Dabei klagen fast zwei Drittel der Frauen in dieser Lebensphase über Probleme mit einem trockenen Mund. Diese Trockenheit kann sich in die Bronchien fortsetzen, was zu Hüsteln und vermehrtem Hustenreiz führt. Da durch den Mangel an Östrogen alle Drüsen im Körper weniger angeregt werden, stellt der Körper in der Folge auch weniger Flüssigkeiten her. Für die Mundschleimhaut ist das kritisch. Hier befinden sich extrem viele Zellen mit Andockstellen (Rezeptoren) für Geschlechtshormone.

Durch die verminderte Speichelmenge wird der Mund anfälliger für die Vermehrung von krankmachenden Keimen. Dadurch kann es zu Zahnproblemen und Mundgeruch kommen. Bei vielen zahnärztlichen Teams ist dieses „orale Klimakterium" leider oft noch zu wenig bekannt, wie Dr. Corinna Bruckmann von der Universitätszahnklinik in Wien berichtet (10). Da die sinkenden Hormonspiegel von Progesteron und Östrogen außerdem depressive Verstimmungen auslösen und zu jeder Menge Stress führen können, wird das Austrocknen des Mundes oft falsch zugeordnet und behandelt.

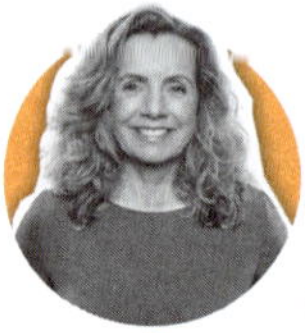

MEINE FAVORITEN

Kauen: Immer mal wieder Kaugummis, Dörrobst oder Zitrusfrüchte gründlich durchkauen oder saure Bonbons lutschen, das verstärkt den Speichelfluss.

Säurehaltige Tees: Sehr günstig haben sich auch Früchte-, Malven-, Hagebutten- und Hibiskustee gegen Mundtrockenheit erwiesen. Trinken Sie genug (mehr dazu ab Seite 196) und dazwischen immer mal wieder ein Tässchen Tee.

Mundhygiene: Durch eine wirksame Mundpflege lassen sich Entzündungen und Trockenheit vermeiden. Zur Routine gehören das tägliche Putzen der Zähne mit einer möglichst weichen Bürste und die tägliche Reinigung der Zahnzwischenräume.

DAS KANN IHRE ÄRZTIN ODER IHR ARZT FÜR SIE TUN

Nehmen Sie die Vorsorgetermine in Ihrer Zahnarztpraxis wahr. Damit beugen Sie auch einer Osteoporose (siehe Seite 156) im Kiefer und einer etwa durch Parodontitis verursachten Kieferosteonekrose vor. Gehen Sie mindestens zweimal im Jahr zur professionellen Zahnreinigung.

DAS KÖNNEN SIE FÜR SICH TUN

Ölziehen: Die Methode stammt aus dem ganzheitlichen indischen Heilsystem Ayurveda und dient hier der Entgiftung. Tatsächlich wirkt das Spülen des Mundraums mit einem kaltgepressten Pflanzenöl (zum Beispiel Oliven- oder Sesamöl), bei dem das Öl durch die Zahnzwischenräume gezogen wirkt, antibakteriell und befeuchtend. Sie können morgens vor dem Zähneputzen ölziehen. Nehmen Sie dazu ein kleines Schnapsglas voll Öl in den Mund und ziehen Sie es ein paar Minuten durch den Mund und die Zahnzwischenräume. Danach das Öl auf ein Tuch spucken (nicht in den Ausguss!) und entsorgen.

Mundspülung: Zur zusätzlichen Mundpflege eignen sich zum Beispiel *Ratanhia Mundwasser und -Zahncreme* (Weleda) oder *MED Salbei-Mundspülung* (Dr. Hauschka). Wenn nichts anderes mehr hilft, kann auch das *Saliva natura Mundspray* Erleichterung bringen.

SCHEIDENTROCKENHEIT

Es zwickt beim Sitzen, Gehen oder Radfahren. Auch der Gang zur Toilette kann wehtun, vom Sex ganz zu schweigen. Das liegt daran, dass die Scheide normalerweise immer Flüssigkeit bildet, um gut durchfeuchtet zu sein. Hier ist der ideale Nährboden für Milchsäurebakterien (Lactobazillen), die vor Infektionen schützen. Sie sehen aus wie kleine Stäbchen und verwandeln Zucker in Milchsäure. So entsteht in der Scheide ein saures Milieu mit einem niedrigen pH-Wert von 3,8 bis 4,5. Krankheitserreger haben in diesem Umfeld keine Chance. Abhängig ist die Scheidenflora vom Östrogen. Seine Konzentration schwankt bei jüngeren Frauen während des Zyklus, bei Frauen in den Wechseljahren kann sie aus dem Gleichgewicht geraten, und Erreger haben leichteres Spiel.

Hinzu kommt: Auch die Scheidenhaut, insbesondere am Eingang, wird durch den Hormonmangel dünner und weniger durchblutet. Hier befinden sich die meisten Rezeptoren für Östrogene, das macht den Scheideneingang besonders empfindlich. Bei gutem Sex kann sich das angenehm anfühlen, wenn er jedoch verletzt wird oder entzündet ist, ist es dafür besonders schmerzhaft. Zudem verliert die Vagina insgesamt an Spannkraft, beim Sex können daher auch schmerzhafte Einrisse entstehen. Vaginale Atrophie bedeutet, dass der Scheideneingang sich zunehmend verengt und die Vagina als sexuelles Organ verfällt, sofern Sie nicht rechtzeitig gegensteuern. Das betrifft 70 bis 80 Prozent aller Frauen.

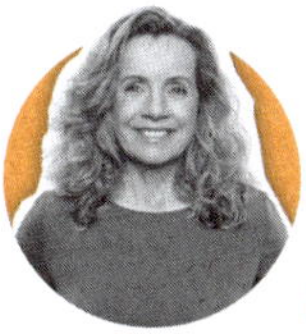

MEINE FAVORITEN

Eigentlich hat die Vagina das ganze Frauenleben hindurch eine gute Pflege verdient, denn sie trägt viel zur Gesunderhaltung Ihrer Unterleibsorgane bei. Solang es ihr gut geht, ignorieren wir sie aber meistens. Ist sie nicht mehr im Gleichgewicht, merken wir das auch umgehend. In den Wechseljahren wird sie pflegebedürftiger, achten Sie also gut auf sie und auf sich!

Laserbehandlung: Bei diesem schmerzlosen Verfahren, das etwa fünf Minuten dauert, werden die Zellen in den obersten

Schleimhautschichten der Scheide durch einen CO_2-Laser dazu angeregt, mehr Feuchtigkeit zu produzieren und sich vermehrt zu teilen. So wird die Durchblutung verbessert, und Mikroverletzungen können heilen. Die Vagina wird zugleich dehnbarer, und die Feuchtigkeitsversorgung verbessert sich. Die Krankenkassen übernehmen die Kosten einer Lasertherapie nicht, die sich pro Behandlung auf knapp 500 Euro beläuft.

Use it or loose it: Was für die Muskeln gilt, schützt auch Ihre Vagina. Das hört sich paradox an, denn bei trockener Scheide ist Sex kein Spaß. Trotzdem hilft regelmäßiger Sex, um die Vagina gesund zu erhalten und damit der Scheideneingang nicht noch enger wird. Durch die stärkere Durchblutung wird binnen Sekunden die Scheidenfeuchtigkeit gesteigert und die Elastizität gefördert. Verwenden Sie beim geringsten Anzeichen von Trockenheit Gleitgel. Es macht die Scheide geschmeidiger und schützt sie vor wunden Stellen, die durch Reibung entstehen können.

Vorsorgetermine: Nutzen Sie den jährlichen Vorsorgetermin bei Ihrer Gynäkologin oder bei Ihrem Gynäkologen.

DAS KANN IHRE ÄRZTIN ODER IHR ARZT FÜR SIE TUN

Bei anhaltenden Schmerzen und starkem Juckreiz suchen Sie bitte Ihre Frauenärztin oder Ihren Frauenarzt auf und besprechen Sie mit ihr oder ihm die für Sie geeignete Behandlung.

Hormonersatztherapie: Unter Umständen kommt auch eine allgemeine Hormonersatztherapie in Betracht. Hier sollten Sie und Ihre Ärztin oder Ihr Arzt aber Vor- und Nachteile sorgfältig gegeneinander abwägen (siehe auch Seite 56).

HORMONSALBEN UND -ZÄPFCHEN: Wenn Sie auf eine gesunde Vagina Wert legen und weiter ungetrübten Sex haben möchten, sind sie die Mittel der Wahl. Pflegen Sie Ihre Vagina und den Scheideneingang mit Östrogenpräparaten. Das darin enthaltene Östriol (siehe Seite 41) wirkt hauptsächlich auf der Schleimhaut. Die Vagina wird wieder feucht und weicher, der pH-Wert wird sauer und die Scheidenflora normalisiert sich. Es brennt nicht mehr, und Schmerzen beim Sex sind passé.

Hormonfreie Alternativen: Mit Gels, Cremes oder Zäpfchen (z. B. Delima®), denen beispielsweise Hyaluronsäure zugesetzt ist, können Sie Ihre Scheide auch selbst behandeln. Für Frauen, die infolge einer Brustkrebsbehandlung keine Hormone nehmen sollten, ist dies eine gute Alternative gegen Scheidentrockenheit.

DAS KÖNNEN SIE FÜR SICH TUN

Lange Bäder vermeiden: Häufiges Baden und Schwimmen vor allem in gechlortem Wasser trocknet die Haut auch im Intimbereich aus.

Keine kosmetischen Substanzen: Vermeiden Sie im Intimbereich die Anwendung von Intimpflegeprodukten, Enthaarungscremes oder Parfum. Warmes Wasser ohne Zusätze ist völlig ausreichend. Ihre Vagina reinigt sich selbst durch eine gesunde Scheidenflora.

Binden statt Tampons: Verwenden Sie, solang Sie noch menstruieren, lieber Binden. Tampons können zusätzlich austrocknen.

Gute hormonfreie Kombinationen: Sie sind geeignet zur Dauerpflege Ihrer Vagina:

- *Vagi C® Vaginaltabletten* zum Ansäuern der Scheidenflora: 1 Tablette pro Woche
- *KadeFungin® Milchsäurekur* oder *Vagiflor®* Vaginalzäpfchen: 1 × pro Woche
- *Delima® Kapseln* zur Befeuchtung: 1 Kapsel pro Woche

LIBIDOVERLUST

Wenn die Libido sich verabschiedet, hat das nicht immer etwas mit den Wechseljahren zu tun. Wenn Sie keine Lust mehr auf sexuelle Aktivitäten und Erotik haben, liegt das selten nur an einer bestimmten Ursache. Meistens sind verschiedene körperliche, psychische und äußere Faktoren mit beteiligt, zum Beispiel Stress, Erschöpfung, Beziehungsprobleme, Hormone, Schmerzen beim Sex (siehe Seite 41) oder die Unfähigkeit, zum Orgasmus zu kommen. Dazu kommen Krankheiten (zum Beispiel Herzprobleme, Typ-2-Diabetes, Bluthochdruck, Gelenkentzündungen), aber auch überstandene Operationen etwa bei Brust- oder Unterleibskrebs oder die Einnahme bestimmter Medikamente (z. B. Antidepressiva, Beruhigungsmittel und antihormonelle Therapien). Stress zählt, genauso wie Depressionen oder Ängste, als Lustkiller par excellence – und nicht zu vergessen natürlich der Hormonmangel in den Wechseljahren.

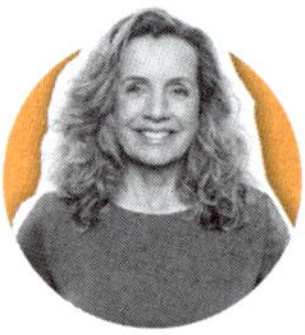

MEINE FAVORITEN

Entspannungsmethoden: Entspannung und Bewegung bringen die Stresshormone wieder ins Lot: autogenes Training, progressive Muskelentspannung nach Jacobson, gezielte Beckenbodengymnastik, Hormon-Yoga, Pilates, Taijiquan oder Qigong. Wer entspannter ist, hat auch mehr Lust.

Beckenbodentraining: Wenn Sie Ihre Beckenbodenmuskeln bewusst spüren und anspannen können, nehmen Sie sexuelle Reize intensiver wahr und kommen beim Sex auch leichter zum Höhepunkt. Versuchen Sie die Übung auf Seite 138 oder die Übung mit Gewichten (siehe nächste Seite).

Hormon-Yoga: Laut seiner Erfinderin Dinah Rodrigues können die Übungszyklen dabei helfen, Wechseljahresbeschwerden allgemein abzumildern und die Libido zu steigern. Die Übungen sind ein Mix aus Asanas aus dem Hatha- und dem Kundalini-Yoga, sie stimulieren die hormonbildenden Drüsen im ganzen Körper. Erkundigen Sie sich im Internet nach Kursen, es gibt ein Riesenangebot von ausgebildeten Hormon-Yoga-Lehrerinnen. Da der Östrogenspiegel bei regelmäßigem Üben steigen soll, sind die Übungen womöglich nicht geeignet für Frauen mit hormonsensitivem Brustkrebs.

DAS KANN IHRE ÄRZTIN ODER IHR ARZT FÜR SIE TUN

Ihre ersten Ansprechpartner bei Libidoverlust sind immer die (Frauen-)Ärztinnen und Ärzte Ihres Vertrauens. Nehmen Sie den Verlust Ihres sexuellen Verlangens ernst, denn Sex bereichert das Leben. Ihre Ärztin oder Ihr Arzt kann Ihnen bei der Umstellung von Medikamenten behilflich sein, sollten diese für den Libidoverlust verantwortlich sein. Bei Partnerschaftsproblemen oder Stress können auch Beratungsstunden bei einer Sexual- oder Paartherapeutin hilfreich sein oder beim Psychotherapeuten.

DAS KÖNNEN SIE FÜR SICH TUN

Lust durch Essen: Bestimmte Substanzen in Nahrungsmitteln regen womöglich das sexuelle Verlangen an und steigern die Lust. Allein schon die Zubereitung und Vorfreude auf ein gemeinsames Essen und den gemeinsamen Genuss wirken entspannend und machen vielleicht Lust auf mehr. Versuchen Sie Rezepte mit Artischocken, Austern, Granatapfel oder Erdbeeren, auch Gewürzen wie Chilischoten, Muskat, Zimt und Ingwer werden eine anregende Wirkung nachgesagt.

Beckenbodentraining mit Gewichten: Sie sehen ein wenig aus wie Tampons und werden auch so eingeführt. Ziel ist es, die kleinen Kegel für eine bestimmte Zeit in der Scheide zu behalten. Dazu müssen Sie Ihren Beckenboden ständig anspannen, das baut die Muskulatur auf. Ein Trainingsset besteht in der Regel aus unterschiedlich schweren Kegeln. Sobald der leichteste Kegel zuverlässig gehalten werden kann, nimmt man den nächstschwereren. Zweimal zehn Minuten pro Tag sollte man üben.

Gleitcremes: Der Mangel an Feuchtigkeit beim Geschlechtsverkehr lässt sich mit Gleitcremes und -gelen ausgleichen. Sie sind rezeptfrei und mittlerweile auch im Supermarkt erhältlich. Wichtig ist, dass die Präparate wasserlöslich sind, damit sie eventuell verwendete Kondome nicht angreifen. Eine Möglichkeit wäre *KadeFungin® Befeuchtungsgel.*

Phytotherapie

Damiana: Stärkt das sexuelle Verlangen und trägt zu einer intensiveren Erregung bei (z. B. libiLoges®)

Maca: Die Pflanze soll sowohl bei Männern als auch bei Frauen die sexuelle Lust steigern (z. B. InnoNature Bio Rotes Maca-Extrakt Tropfen).

Ginseng: Auch durch das Stärkungsmittel aus der chinesischen Medizin lassen sich Libido und Antrieb steigern. Die Einnahme von Ginseng-Extrakt hat nachweislich positive Auswirkungen auf die Lebensqualität und Libido bei postmenopausalen Frauen (z. B. Pure® Panax Ginseng)

Ginkgo biloba: Die Einnahme von Ginkgo-Extrakt soll die sexuelle Aktivität und Libido in der frühen Zeit der Wechseljahre als auch bei postmenopausalen Frauen signifikant steigern. In einer vorläufigen Studie wiesen Alexandra Delini-Stula und ein Team von der Basler Uni nach, dass dies auch für Frauen mit einer behandlungsbedürftigen Depression gilt, bei der die Medikamente die Libido senken. Zudem steigern die in der Pflanze enthaltenen Substanzen das allgemeine Wohlbefinden.

GELENKSCHMERZEN – HEUTE SCHON GEKNACKST?

Manche Veränderungen, die in den Wechseljahren auftreten, können Sie gut selbst wieder in den Griff bekommen. Bei Gelenkschmerzen hört der Spaß aber scheinbar auf. Versteifungen, Schwellungen und Schmerzen machen es schwer, in die Gänge zu kommen. Besonders häufig trifft es Finger, Knie und Hüften. Die Beschwerden treten übrigens auch bei sportlich aktiven Frauen auf, vor allem morgens nach dem Aufstehen.

Nicht immer sind dafür die Wechseljahre und die Hormonumstellung verantwortlich. Aber manchmal eben schon: Östrogene regen die Durchblutung an und damit auch die Aufnahme von Flüssigkeit in das Gewebe, sie fördern so auch den Aufbau von Kollagen im Körper.

Kollagen ist ein essenzieller Bestandteil der Haut, Sehnen und Bänder. Wenn die Östrogene abnehmen, wird auch nicht mehr so viel Kollagen hergestellt. Die Folge: Gelenkstrukturen werden zunehmend verhärtet. Gerade die Knorpel zwischen den Gelenken verlieren an Elastizität. Das macht sie empfindlicher, weniger belastbar und auch anfälliger für Schäden.

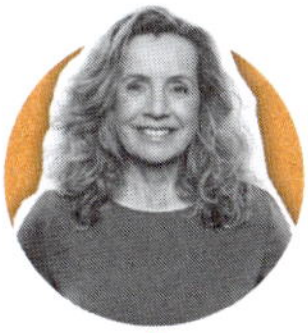

MEINE FAVORITEN

Klären Sie zusammen mit Ihrer Hausärztin oder Ihrem Hausarzt, ob es sich bei Ihren Beschwerden um Arthrose (Schädigung des Gelenkknorpels), Arthritis (Gelenkentzündung) oder auch Fibromyalgie (chronischer Faser-Muskel-Schmerz) handeln könnte. Für alle diese Beschwerden gibt es geeignete medizinische Behandlungskonzepte. Sollten Sie an einer wechseljahres- und damit hormonell bedingten Gelenksteifigkeit leiden, können Sie mit Ihrer Gynäkologin oder Ihrem Gynäkologen überlegen, ob eine Hormonersatztherapie zur Behandlung sinnvoll wäre.

Bewegung: Das Wichtigste für gesunde Knorpel und Gelenke, damit sie ausreichend mit Nährstoffen versorgt werden. Üben Sie gelenkschonende Sportarten wie Nordic Walking, Radfahren oder (Wasser-)Gymnastik mehrmals die Woche aus oder gehen Sie regelmäßig spazieren.

Ausreichend Knochennährstoffe: Ihre Knochen brauchen Nährstoffe wie Kalzium, Vitamin D und Magnesium, deshalb sollten Sie genug davon aufnehmen.

Gewichtsreduktion: Besonders wichtig für die Kniegelenke.

Antientzündlich Essen: Siehe dazu Seite 203.

Pflanzliche Östrogene: Phytoöstrogene stecken in Soja, in Leinsamen und Hülsenfrüchten.

DAS KANN IHRE ÄRZTIN ODER IHR ARZT FÜR SIE TUN

Anthroposophische Medizin: *Cartilago comp. Ampullen* (Wala®) als subkutane Injektionen 2 × pro Woche über das betroffene Gelenk.

Mesotherapie: Bewährt als schmerzlindernde Sofortmaßnahme bei allen Arten von Gelenkarthrosen, besonders aber bei den sonst schwierig zu behandelnden Fingergelenksarthrosen. Hierbei werden mit feinen kurzen Nadeln oder einer speziellen Mesotherapiepistole individuell zusammengestellte Medikamente und Wirkstoffe direkt in die Haut des zu behandelnden Bereichs injiziert.

Akupunktur: Schmerzen die großen Gelenke wie Knie oder Hüfte, kann die traditionelle chinesische Heilmethode, bei der feine Nadeln in bestimmte Körperstellen gestochen werden, hilfreich sein. Bei chronischen Rückenschmerzen und chronischen Knieschmerzen – also Beschwerden, die mindestens schon ein halbes Jahr andauern – übernehmen die gesetzlichen Krankenkassen die Kosten von bis zu zehn Akupunktursitzungen. Wichtig: Behandeln dürfen ausschließlich Ärztinnen und Ärzte mit einer Zusatzqualifikation in Akupunktur.

Pflanzliche Schmerzmittel: Teufelskrallenwurzel- und Weidenrindenextrakte wirken antiarthrotisch, entzündungshemmend und schmerzlindernd.

Enzymtherapie: Bei einer Arthrose kommt es zu entzündlichen Prozessen. Eine Enzymtherapie hilft, diese zu regulieren, unterstützt die körpereigenen Reparaturmechanismen, beschleunigt die Heilung und lindert Schmerzen.

- *Wobenzym®:* Erfahrungsgemäß empfiehlt sich in der ersten Woche eine Einnahme von 2 × täglich 6 Tabletten und ab der zweiten Woche 2 × täglich 3 Tabletten, sofern vom behandelnden Arzt nicht anders verordnet.
- *Phlogenzym® mono:* Hilft, Schwellungen rascher abzubauen. Der Wirkstoff Bromelain ist ein hochaktives Enzym aus der Ananas.
- *Equizym® MCA:* Gelenkschmerzen sind eine der häufigsten Nebenwirkungen einer Antihormontherapie bei Brustkrebspatientinnen. Im Rahmen klinischer Studien zeigte der Einsatz von Equizym® MCA, das ist ein Extrakt aus dem Spurenelement Selen, pflanzlichen Enzymen

(Bromelain aus Ananas und Papain aus Papaya) sowie Linsenextrakt, eine Besserung der Beschwerden.

Massagen und Taping: Mehrmalige Massagen und therapeutisches Taping führen ebenfalls zu einer guten Schmerzreduktion.

DAS KÖNNEN SIE FÜR SICH TUN

Bäder und Auflagen: Wärme ist angesagt! Bei Arthrose helfen *heiße Ölbäder* mit Brennnesselöl (Urtica dioica ex herba W 5% von Wala®) oder Rosmarinöl (Rosmarinus Oleum aethereum 10% von Wala®). Dazu benötigen Sie einen sogenannten Jungebad-Öldispersionsapparat (Apotheke). Nur so können sich die naturreinen Öle wie eine Hülle um die Haut legen und ihre medizinische Wirkung entfalten.
Wohltuend sind auch regelmäßige Besuche in *Thermalbädern*.
Moorkissen oder *Fangoauflagen* (Apotheke/Internet) wirken ebenfalls schmerzlindernd und entzündungshemmend.

Warmes Sandbad: Bei Fingergelenksarthrose kann man die Hände zweimal täglich in warmem *Quarzsand* (Vogelsand aus dem Baumarkt) bewegen. Dazu geben Sie den Sand 12 bis 15 Zentimeter hoch in eine ofenfeste Schüssel oder Auflaufform, in der Ihre Hände Platz haben. Erwärmen Sie den Sand im Ofen oder in der Mikrowelle auf eine angenehme Temperatur (nicht zu heiß!). Tauchen Sie anschließend die Hände in den warmen Sand und bewegen Sie Ihre Finger darin für 20 bis 30 Minuten.

Einreibungen: Reiben Sie Ihre schmerzhaften Gelenke mit *Solum Öl* (Wala®) ein. Das wirkt durchblutungsfördernd und schmerzlindernd. Für die Anwendung drei Tropfen Solum Öl mit einem Esslöffel Sonnenblumenöl mischen.
Bei stärkeren Schmerzen sind zusätzlich 3 Tropfen *Aconit Schmerzöl* (Wala®) hilfreich.
Alternativ: Die *Sogoon®* Schmerzcreme enthält ätherische Öle von Pfefferminze, Eukalyptus und Rosmarin.

Trockenbürsten: Diese morgendliche Anwendung regt das Kreislauf- und Lymphsystem an. Und Sie tun auch gleich etwas gegen die lästige Cellulite (Orangenhaut), falls Sie von ihr betroffen sind. Am besten im Bett nach dem Wachwerden durchführen. Danach erst duschen und eincremen, sonst schädigen Sie Ihre Haut. Sie brauchen dafür eine Massagebürste, einen Luffaschwamm oder einen Massagehandschuh.
So geht's: Beginnen Sie an den Füßen und bürsten Sie sanft in kreisförmigen Bewegungen von unten nach oben und von rechts nach links. Bürsten Sie danach Ihr rechtes Bein, von der Wade über die Kniekehle, über den Oberschenkel und den Po bis nach vorne zur Leiste hin. Wiederholen Sie die Anwendung auf der linken Seite.
Bürsten Sie dann in kreisförmigen Bewegungen über Ihren Bauch und anschließend von Ihrer rechten Hand über die Unter- und Oberarme zur Achsel. Wiederholen Sie die Anwendung auf der linken Seite.

Dehnungs- und Bewegungsübungen: Damit fangen Sie morgens gleich im Bett an.

- Sie ziehen in der Rückenlage ein Knie an die Brust und halten es etwa vier Atemzüge lang. Spüren Sie dabei in die Dehnung im unteren Rücken. Mit dem anderen Bein wiederholen. Zum Schluss beide Knie gleichzeitig zu sich ziehen.

- Sie bleiben in der Rückenlage, heben das rechte Knie an und legen es abgewinkelt auf der linken Seite ab. Ihre Schultern sollten auf der Matratze bleiben. Legen Sie den linken Arm locker aufs rechte Knie und strecken Sie den rechten Arm auf Schulterhöhe nach rechts aus, die Handfläche zeigt dabei nach oben. Zum Schluss drehen Sie den Kopf langsam nach rechts. Atmen Sie die ganze Zeit ruhig und in Ihrem Rhythmus. Halten Sie diese Stellung drei Atemzüge lang und wiederholen Sie die Übung zur anderen Seite.

- Setzen Sie sich nun im Schneidersitz auf, legen Sie die Hände auf Ihre Knie und senken Sie den Kopf langsam mit dem Kinn zum

Brustbein. Dann gehen Sie nach oben und lassen ihn sanft nach hinten sinken. Wiederholen Sie das ganz langsam, atmen Sie und spüren Sie in die Dehnung hinein. Dann richten Sie den Kopf auf, drehen ihn nach links und versuchen, mit den Augen nach hinten zu schauen, gehen wieder zurück in die Mitte und dann nach rechts. Schauen Sie über Ihre Schulter nach hinten. Wiederholen Sie das viermal. Zum Schluss lassen Sie den Kopf wieder nach vorne sinken und pendeln leicht hin und her. Wieder aufrichten und in die entspannten Nackenmuskeln spüren.

- Stellen Sie sich auf, die Beine sind hüftbreit geöffnet, heben Sie die Arme über den Kopf und verschränken Sie die Hände. Neigen Sie Ihren Oberkörper nach rechts, halten Sie die Position vier bis fünf Atemzüge lang und wiederholen Sie die Übung zur anderen Seite.

- Sie bleiben im hüftbreiten Stand. Umgreifen Sie mit der linken Hand hinten Ihren linken Fuß. Stützen Sie sich bei Bedarf mit rechts vorne an einer Wand ab. Halten Sie Ihre Oberschenkel nebeneinander und das linke Bein in einer Linie mit Ihrer Hüfte. Spüren Sie die Dehnung. Gehen Sie zurück in die Ausgangsposition und wiederholen Sie die Übung zur anderen Seite.

Schüßler-Salze

- *Nr. 1 Calcium fluoratum* fördert die Gewebeelastizität.
- *Nr. 2 Calcium phosphoricum* regt die Muskelentspannung und den Knochenaufbau an.

Homöopathie

- *Cartilago comp. Globuli velati* (Wala®): 3 × täglich 10 Globuli.
- *Klimaktoplant®* (DHU): 3 × täglich 1 Tablette, wenn zusätzlich Hitzewallungen bestehen.
- *Aconitum comp. Globuli velati* (Wala®): 2 × täglich 10 Globuli bei Schmerzen.

OSTEOPOROSE – WENN DIE KNOCHEN SCHWÄCHELN

Jeder Mensch mit zunehmendem Alter und abnehmender Hormonproduktion verliert an Knochenmasse, und das kann zu brüchigeren Knochen führen. Trotzdem muss Osteoporose nicht jeden treffen – und jede kann etwas dagegen tun.

Doch was macht diese Krankheit so riskant? Zum einen hat man sie lange unterschätzt, zum anderen ist Osteoporose eine schleichende Krankheit, die zu Beginn keinerlei Beschwerden verursacht. Mit der Zeit jedoch werden poröse Knochen instabil und brechen schon bei geringer Belastung oder auch ohne erkennbare Ursache. Heute sind sich Expertinnen und Experten darin einig, dass brüchige Knochen kein Schicksal sind. Man kann seine Knochen gut schützen, sodass sich Abbauprozesse verlangsamen.

Etwa zwischen dem 30. und 35. Lebensjahr erreichen wir die sogenannte Peak Bone Mass, das ist der Zeitpunkt der größten Knochendichte in unserem Leben. Ihre Stabilität und Härte verdanken die Knochen einem Eiweißgerüst, in dem die Mineralstoffe Kalzium und Phosphor eingelagert sind. Die Umbauarbeiten in den Knochen übernehmen Osteoblasten (knochenaufbauende Zellen) und Osteoklasten (knochenabbauende Zellen). Ihre Aktivität steuern bestimmte Hormone und Wachstumsfaktoren. Nach dem 35. Geburtstag, manchmal auch früher, wird mehr Knochen abgebaut als aufgebaut. Die Osteoklasten sind jetzt deutlich aktiver als die Osteoblasten.

Bei einer Osteoporose beschleunigt sich der natürliche Alterungsprozess im Knochen: Der Innenraum der Knochen, aufgebaut aus einem feinen System aus Knochengewebe, den sogenannten Knochenbälkchen oder Trabekeln, wird aufgelöst, weil der Körper das darin enthaltene Mineral Kalzium zur Aufrechterhaltung eines konstanten Mineralstoffspiegels im Blut braucht. In der Folge nimmt die Knochendichte ab, der Knochen wird porös und brüchig. Ein Sturz oder im Extremfall sogar ein Niesen kann jetzt zu einem Bruch führen. Auch bestimmte schädigende Einflüsse lassen die Knochen schneller altern, und dazu kommen bestimmte Risikofaktoren, die den Knochenabbau zusätzlich fördern. Einige dieser Faktoren haben Sie nicht in der Hand, viele davon hingegen schon:

- Ein Drittel aller Osteoporose-Fälle beruht auf einer genetischen Disposition. Wenn also Ihre Mutter und/oder Ihr Vater einen Oberschenkelhalsbruch hatte, heißt es, besonders frühzeitig gezielt vorzubeugen und die Knochen zu stärken.
- In höherem Alter können sich die Vorläuferzellen der Osteoblasten, die Stammzellen, nicht mehr so gut selbst regenerieren.
- Bei Vitamin-D_3-Mangel kann kein Kalzium im Knochen eingebaut werden. Das Vitamin, eigentlich ein Hormon, wird bei Sonneneinstrahlung in der Haut gebildet.
- Eine Ernährung mit vielen ungesunden Fetten aus Fleisch und Wurstwaren schädigt die Knochen. Das regt nämlich die Stammzellen in den Knochen an, mehr Fett als Knochen- und Knorpelzellen zu bilden. Außerdem steigern die in diesen Lebensmitteln enthaltenen Phosphate den Kalziumabbau.
- Rauchen fördert die Bildung von Ablagerungen in den Blutgefäßen, sodass die Wirbelkörper nicht mehr genug ernährt werden.
- Alkohol schränkt die Funktion der Osteoblasten ein und fördert die Ausscheidung von Kalzium.
- Untergewicht, das heißt ein Body Mass Index von kleiner als 20, ist ein Risikofaktor für osteoporotische Brüche. Wenn Sie aus gesundheitlichen Gründen abspecken möchten, sollten Sie das nur mit einer ausgewogenen kalorienreduzierten Ernährung erreichen und dabei auf eine ausreichende Zufuhr von Vitaminen und Spurenelementen achten.
- Bewegungsmangel fördert den Knochenabbau.
- Es gibt auch eine Osteoporoseform, die Folge einer sogenannten Grunderkrankung (sekundäre Osteoporose) ist. Dazu zählen beispielsweise eine Überfunktion der Schilddrüse oder Nebenschilddrüse, Typ-1- oder Typ-2-Diabetes, Magenverkleinerung sowie chronische Darmerkrankungen.

- Auch Medikamente können den Knochenabbau beschleunigen, dazu zählen unter anderem Cortisoneinnahmen über einen längeren Zeitraum als sechs Monate, Blutverdünner, Antiepileptika, Antidepressiva sowie Aromatasehemmer (bei Patientinnen mit einem hormonsensiblen Brustkrebs).

Wir Frauen sollten aber auch noch die folgenden Risikofaktoren im Auge behalten:

- Ab einem Alter von 50 Jahren steigt das Risiko für Knochenbrüche. Das liegt an den veränderten Hormonspiegeln während und nach den Wechseljahren. In dieser Zeit stellt der Körper immer weniger Östrogen her, das über die gesamte fruchtbare Zeit einer Frau knochen- und gefäßschützend gewirkt hat.
- Bei Schwangerschaften und Stillzeiten geht sehr viel körpereigenes Kalzium von den mütterlichen Knochen auf das Baby über.
- Die operative Entfernung der Eierstöcke vor der Menopause.
- Gefährdet sind Frauen, deren Menopause mehr als zehn Jahre zurückliegt.
- Auch frühe Wechseljahre fördern den schnellen Knochenabbau.
- Wenn die Periode einmal für mehr als ein Jahr ausgesetzt hat.

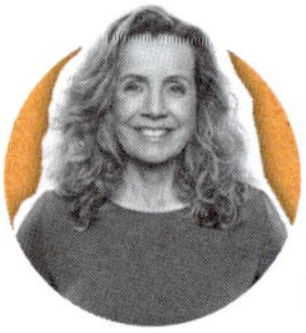

MEINE FAVORITEN

Vitamin D: Achten Sie gut auf eine ausreichende Aufnahme von Vitamin D, am besten durch Bewegung im Freien.

Knochenschützend essen und trinken: Sorgen Sie dafür, dass Sie mit Ihren Mahlzeiten und dem Wasser, das Sie trinken, Ihren Bedarf an Kalzium und knochenschützenden Vitaminen und Mineralien decken.

Entzündungshemmend essen: Wenn zu viele freie Radikale im Blut kursieren, wird die Wirkung von knochenschützenden Vitaminen, Mineralien und Spurenelementen abgeschwächt (mehr dazu ab Seite 202).

Bewegung: Sie stärkt die Muskulatur und den Knochenstoffwechsel und erhöht den Einbau von Kalzium in die Knochen. Die besten Übungen sind Aktivitäten, bei denen Sie Ihr eigenes Körpergewicht einsetzen, also zügiges Gehen, Laufen, Treppensteigen, Seilspringen oder Krafttraining.

DAS KANN IHRE ÄRZTIN ODER IHR ARZT FÜR SIE TUN

Basislabor: Zum Ausschluss sekundärer Formen der Osteoporose und anderer Osteopathien wird ein Blutbild mit folgenden Werten empfohlen: Kalzium, Phosphat, kleines Blutbild, CRP, Creatinin-Clearance, alkalische Phosphatase, Leberenzyme, TSH, 25-Hydroxycholecalciferol und bei Männern Testosteron.

Knochendichtemessung: Damit lässt sich schnell feststellen, ob eine Osteoporose vorliegt. Durch sogenannte Bone Mineral Density Tests (BMD-Tests) wird die Dichte in verschiedenen Arealen des Skeletts gemessen. So lässt sich das Risiko für spätere Brüche abschätzen. Bei bereits bestehenden Brüchen kann man die Messung einsetzen, um den Schweregrad des Knochenschwunds zu bestimmen.

Als zuverlässigste Methode gilt die Knochendichtemessung mittels DXA (Dual Energy X-Ray Absorptiometry); sie ist eine von der World Health Organisation (WHO) und dem Dachverband Osteologie (DVO) anerkannte und empfohlene Methode zur Diagnosestellung. Sie dauert nur fünf bis zehn Minuten und belastet die Patienten nicht. Leider gehört sie nicht zu den Kassenleistungen für Vorsorgeuntersuchungen. Übernommen werden die Kosten von 40 bis 50 Euro, sobald es als medizinisch sinnvoll erscheint, dass Patientinnen mit Medikamenten gegen Osteoporose behandelt werden.

Hormonersatztherapie: Noch vor wenigen Jahren wurde zur Vorbeugung und zur Therapie einer Osteoporose eine HET verordnet. Studien belegen, dass unter einer Östrogentherapie die Knochendichte erhalten bleibt und es weniger oft zu Knochenbrüchen kommt. Die DVO-Leitlinien empfehlen heute eine Therapie mit Bisphosphonaten, die aber auch mit Nebenwirkungen verbunden sind. Die Wahl einer Osteoporosevorbeugung mit Medikamenten sollte immer auf der Basis von Wirksamkeit und möglichen Risiken erfolgen.

Vitamin D_3: Eine ausreichende Versorgung mit diesem Vitamin ist wichtig, da es die Kalziumaufnahme fördert. Nur im Sommer kann unsere Haut tagsüber im Freien genug davon selbst produzieren. In den lichtarmen Monaten gehen die körpereigenen Vorräte oft zur Neige, zudem nimmt die Vitamin-D_3-Synthese in der Haut mit dem Alter ab. Dazu kommt, dass die Vitamin-D_3-Synthese durch die zur Vorbeugung von Hautkrebs empfohlene Anwendung von Sonnenschutzcremes um mehr als 97 Prozent eingeschränkt ist. Zum Ausgleich sollten Sie in den Wechseljahren auf die Vitamin-D_3-Aufnahme über Ihre Mahlzeiten achten. Fettfische wie Hering, Makrele und Lachs, Leber, Eier und Speisepilze sind gute Lieferanten für Vitamin D_3. Nach der Feststellung Ihres individuellen Vitamin-D_3-Werts im Blut kann Ihre Ärztin oder Ihr Arzt Ihnen bedarfsgerecht Tabletten verordnen.

DAS KÖNNEN SIE FÜR SICH TUN

Kalzium: Nehmen Sie möglichst viel Kalzium über Ihre Ernährung auf. Wie viel Sie brauchen, kann Ihr Arzt feststellen. Frauen vor den Wechseljahren werden 1000 Milligramm Kalzium pro Tag empfohlen, nach den Wechseljahren sollten es sogar 1500 Milligramm sein. Expertinnen betonen, dass natürliches Kalzium aus Nahrungsmitteln gegenüber Ergänzungen vorzuziehen ist, denn kalziumreiche Lebensmittel wie Hartkäse, dunkelgrüne Gemüse, Feigen oder Nüsse enthalten auch noch wertvolle Nährstoffe für die Gesundheit von Knochen und Muskeln. Außerdem werden sie nicht mit einem Risiko für Herz-Kreislauf-Erkrankungen in Verbindung gebracht. Eine gute Ergänzung zur Unterstützung der natürlichen Kalziumverwertung des Körpers:

- *Weleda Aufbaukalk 1:* 1 Messerspitze morgens
- *Weleda Aufbaukalk 2:* 1 Messerspitze abends

Eiweiß: Neben Kalzium und Vitamin D_3 sollte auch genügend von dem Knochenbaustoff Eiweiß auf den Tisch kommen (täglich 1 bis 1,2 Gramm Eiweiß pro Kilogramm Körpergewicht).

Vitamin K: Dieses Vitamin ist mit beteiligt am Aufbau des Knochengerüsts. Gute Quellen für Vitamin K sind Brunnen- oder Gartenkresse, Grünkohl, Sauerkraut, grünes Gemüse wie Spinat oder Rosenkohl, einige fermentierte Käsesorten, getrocknete Früchte (vor allem Pflaumen) sowie Innereien.

Vitamin C: Trägt zu einer normalen Kollagenbildung für eine normale Funktion der Knochen bei. Nachgewiesen ist ein positiver Zusammenhang zwischen der Vitamin-C-Aufnahme und der Knochendichte. Gute Quellen: Zitrusfrüchte, Paprikaschoten, Sanddorn, Johannisbeeren.

Magnesium: Für die Struktur des Knochens und für sein Wachstum ist Magnesium wichtig, rund 60 Prozent des Bestandes an diesem Mineralstoff befindet sich in unseren Knochen. Studien zeigen einen Zusammenhang zwischen einer hohen Magnesiumzufuhr und einer hohen Knochendichte bei Gesunden, außerdem sind Knochenbrüche seltener als bei Menschen mit einer geringeren Magnesiumzufuhr. Dieser Zusammenhang ist bei Frauen stärker ausgeprägt als bei Männern. Die Deutsche Gesellschaft für Ernährung (DGE) empfiehlt eine tägliche Zufuhr von 350 Milligramm Magnesium für Männer und 300 Milligramm Magnesium für Frauen. Quellen: Vollkornprodukte, Nüsse.

Mineralwasser: Enthält das Wasser mindestens 150 Milligramm Kalzium pro Liter darf es den Hinweis „kalziumhaltig“ tragen. Der Osteoporose Selbsthilfegruppen Dachverband e.V. (OSD) empfiehlt daher Mineralwasser als Alternative zu Milch und Milchprodukten. Mineralwasser schneidet in Studien als Kalziumquelle mindestens so gut ab wie diese. Gut für alle, die Milch nicht so gut vertragen oder darauf verzichten wollen! Allein mit kalziumreichen Mineralwässern können Sie problemlos den Tagesbedarf decken. Aber Vorsicht: Sollten Sie bei einer bereits bestehenden Osteoporose Bisphosphonate bekommen, sollten Sie dieses Medikament nicht mit einem Glas kalziumhaltigen Mineralwasser einnehmen, sondern mit Leitungswasser. Kalzium setzt die Wirkung des Medikaments herab.

Zink: Ein Mangel an diesem Mineralstoff ist ein eigenständiger Risikofaktor für die Entstehung einer Osteoporose. Bei Knochenbrüchen wird Zink eine den Heilungsprozess stimulierende Wirkung zugeschrieben, außerdem schützt es die Zellen vor oxidativem Stress und trägt zur Erhaltung normaler Knochen bei. Zink aus tierischen Lebensmitteln ist besser als das aus pflanzlichen Quellen. Gute Quellen sind: Austern, Weizenkeime, Kakao, Leber, Mohn, Kürbiskerne, Leinsamen, Edamer Käse.

Omega-3-Fettsäuren: Auf- und Abbau von Knochen- und Knorpelsubstanz sowie die Steuerung von Entzündungsreaktionen in den Gelenken werden durch ein komplexes Wechselspiel von Mediatoren gesteuert. Die Omega-3-Fettsäuren EPA (Eicosapentaensäure) und DHA (Docosahexaensäure) haben einen knochen- und kollagenaufbauenden Effekt und wirken antientzündlich. Gute Quellen: Omega- 3-Algenöl, Pflanzenöl (Leinöl, Rapsöl, Hanföl, Walnussöl), Gemüse (Rosenkohl, Avocado, Spinat, Bohnen), fetter Fisch (Wildlachs, Hering aus nachhaltigen Fang) Nüsse und Samen (Leinsamen, Walnüsse, Mandeln), außerdem Sojaprodukte.

HAUT UND HAARE – SPIEGLEIN, SPIEGLEIN

Eine strahlende Haut und volles Haar sind Spiegel unserer Gesundheit und natürlich auch guter Pflege. Während unsere Haut das größte (und schwerste) Organ unseres Körpers ist mit vielen wichtigen Funktionen, wie dem Schutz vor Nässe, Kälte und Sonnenstrahlen sowie vor Umweltgiften und Krankheitserregern, ist das Haar unser natürlicher Schmuck, hat aber auch eine Schutzfunktion.

In der Haut werden außerdem lebenswichtige Vorräte gebunkert, wie Wasser und Fett, sowie Stoffwechselprodukte abgelagert. Sie stellt darüber hinaus mehr als 30 Hormone her, die für unsere Gesundheit wichtig sind, zum Beispiel Vitamin D_3, aber auch schmerzlindernde Beta-Endorphine, ACTH (Adrenocorticotropes Hormon), das die Cortisolbildung steuert, oder Geschlechtshormone, die sexuelle Bereitschaft signalisieren. In den Wechseljahren macht sich der Hormonumbau auch an Haut und Haaren bemerkbar.

PICKELALARM

Manche Frauen leiden in den Wechseljahren unter Hautproblemen im Gesicht und fühlen sich unangenehm in ihre Pubertät zurückversetzt. Die eine oder andere erinnern diese Hautprobleme auch an die Zeit vor der Periode: Unreinheiten, Pickel, dazu Trockenheit und Ausschläge sind gar nicht so selten. Die Spätakne kann auch Frauen treffen, die bisher nie derartige Hautsorgen hatten. Typischerweise treten die rötlichen Entzündungen, Mitesser, Pickel und eine ölige, großporige Haut in dem u-förmigen Bereich des Gesichts auf: an den Wangen, dem Kinn, am Rand der seitlichen Unterkiefer und am Hals. Bei der Spätakne ist im Gegensatz zur Pubertätsakne die Stirn eher trocken als fettig.

Vor allem hormonelle Veränderungen wie etwa das Einsetzen der Menstruation oder Absetzen der Antibabypille sind an der Entzündung der Haut beteiligt. Aber auch das Absinken der weiblichen Geschlechtshormone in den Wechseljahren kann die Haut irritieren, sobald es zu einem Übergewicht an männlichen Geschlechtshormonen (Androgenen) kommt. Die haben nun keine natürlichen Gegenspieler mehr, das macht sich manchmal auch an einer etwas stärkeren Behaarung im Gesicht bemerkbar. Androgene wiederum regen die Talgdrüsen an.

Eine zweite Hauterkrankung, die gern im späteren Erwachsenenalter auftritt und auf die die Geschlechtshormone ebenfalls Einfluss haben, ist die Rosazea. Typisch für die chronische entzündliche Erkrankung ist eine gerötete Haut an Stirn, Wangen, Nase und Kinn.

Wie bei jungen Menschen auch, geht eine Akne immer mit einem psychischen Leidensdruck einher. Man mag sich selbst nicht mehr anschauen, der eigene Anblick ist einem peinlich, das Selbstwertgefühl leidet. Hautprobleme schlagen immer schwer aufs Gemüt. Sie können einiges dafür tun, um Spätakne zu lindern oder selbst zu behandeln.

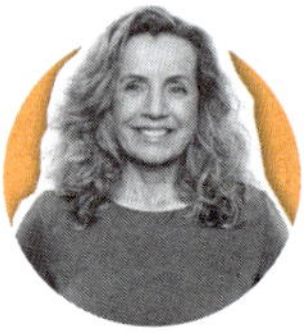

MEINE FAVORITEN

Die Haut nicht überpflegen: Es reicht, sie gründlich zu reinigen und gut trocken zu tupfen.

Freundlich zur Haut sein: Pickel und Mitesser bitte auf keinen Fall ausdrücken! So können nur noch weitere Bakterien in die Haut eindringen.

Das richtige Hautpflegemittel finden: Auf keinen Fall Pflegemittel für Jugendliche verwenden, denn die sind auf die Bedürfnisse von eher fettiger, jugendlicher Problemhaut zugeschnitten. Sie wirken bei Erwachsenenhaut kontraproduktiv, weil sie noch mehr austrocknen. Ihre Haut braucht jetzt Substanzen, die entzündungshemmend wirken, die Hautregeneration unterstützen und gleichzeitig Feuchtigkeit spenden.

Stress vermeiden: Dauerbelastung kann Entzündungsprozesse anfeuern und die Talgproduktion ankurbeln. Testosteron in Kombination mit Cortisol macht es möglich …

DAS KANN IHRE ÄRZTIN ODER IHR ARZT FÜR SIE TUN

Suchen Sie Ihre Hautärztin oder Ihren Hautarzt auf und lassen Sie sich beraten. Ärzte können eine genauere Analyse Ihres Hautbilds vornehmen, gezielt antibakterielle Cremes oder Isotretinoin als Therapie für die Spätakne verschreiben und Ihnen weitere Tipps geben.

Lichttherapie: Bei leichter bis mittelschwerer Ausprägung kann die Behandlung mit Blau- und Rotlicht die Beschwerden möglicherweise lindern. Blaulicht soll Eiterbakterien abtöten, Rotlicht die Hautdurchblutung verbessern und so dafür sorgen, dass die Haut schneller regeneriert. Eine Sitzung kostet zwischen fünf und 15 Euro. Meist gibt es acht Sitzungen über vier Wochen.

Laserbehandlung: Eine Therapie mit Laser oder Blitzlampe (IPL = Intensed Pulsed Light) kann helfen, die Hautrötungen und Gefäßerweiterungen bei Rosazea zu verringern.

DAS KÖNNEN SIE FÜR SICH TUN

Hautfreundlich essen und trinken, denn die Darmgesundheit spielt eine wesentliche Rolle bei der Gesundheit unserer Haut. Ab Seite 194 erfahren Sie, wie Sie sich in den Wechseljahren gut ernähren.

Ansonsten Augen auf bei Weißmehlprodukten, Cornflakes und Zuckerhaltigem sowie Milchprodukten, die unter dem Verdacht stehen, durch ihre tierischen Proteine Entzündungsprozesse im Körper zu fördern. Bei Rosazea sollten Sie zudem Alkohol, scharf gewürzte Speisen, Sonneneinstrahlung und heiße Getränke meiden.

Probiotika: Eine Wohltat für den Darm und damit auch für die Haut sind sogenannte fermentierte Lebensmittel wie Apfelessig, Sauerkraut, Joghurt, Kimchi, Tempeh, Kefir, Miso, Kombucha oder Sauerteigbrot. Sie enthalten Futter für die gesunden Bakterien im Darm und können sich positiv auf das Hautbild auswirken.

Kosmetikerin: Sie ist Profi, wenn es darum geht, verstopfte Poren zu befreien und mit speziellen Treatments die Haut zu beruhigen.

FALTENCHECK

Die Hautzustände in den Wechseljahren können es ganz schön in sich haben. Durch die Schwankungen von Progesteron und Östrogen kommt es gelegentlich zu Hautirritationen, die Bedürfnisse der Haut ändern sich. Das ist ab 40 ganz normal. Wenn der Spiegel des Wachstumshormons Östrogen dann mit der Menopause dauerhaft sinkt, fällt auch seine Hautschutzfunktion weitgehend weg. Östrogen leistet einen erheblichen Beitrag zum Aufbau der Haut, zum Beispiel zur Bildung straffender Kollagenfasern oder für die Feuchtigkeitsversorgung. Das wirkt sich auf die Schutzfunktion der Haut und ihre Regenerationsfähigkeit aus. Sinkt der Östrogenspiegel in den Wechseljahren, wird die Haut unweigerlich dünner, sensibler, trockener, lichtempfindlicher und kann vermehrt Pigmentflecken bilden.

Jede Frau sollte ihren eigenen Weg finden, um sich wohlzufühlen in ihrer Haut. Die eine trägt ihre Fältchen selbstbewusst, die andere überschminkt sie, wieder andere lassen sich mit Botox und Hyaluron oder Laserbehandlungen helfen.

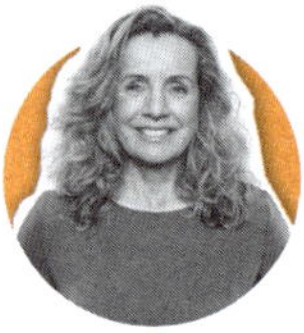

MEINE FAVORITEN

Schönheitsschlaf: Eines der wirksamsten Schönheitsmittel überhaupt ist der Schlaf. Dabei bauen wir Stress ab, und die Haut regeneriert sich über Nacht. Für einen guten, erholsamen Schlaf – auch in den Wechseljahren – haben wir jede Menge Tipps zusammengestellt (siehe Seite 101).

Stress abbauen: Überbelastung kann zu ähnlichen Hautirritationen führen wie die hormonellen Veränderungen in der Menopause. Treffen beide zusammen, verstärken sie einander noch. Nehmen Sie sich Auszeiten und finden Sie Wege, um sich wieder rundum gut zu fühlen. Unsere Tipps, wie Sie Stress abbauen können, finden Sie ab Seite 191.

Besser essen: Viele Nährstoffe, die die Haut benötigt, nehmen Sie mit Ihrer Nahrung auf. Dazu gehört auch eine ausreichende Versorgung mit Flüssigkeit. Vitamine, zellschützende Antioxidanzien, Mineralstoffe und Spurenelemente helfen dabei, die Haut nach den Wechseljahren gesund zu erhalten.

Detox & Fasten: Ideal für Ihre Haut, aber auch für Ihren Darm, Ihr Immunsystem und für Ihre gute Stimmung sind ein bis zwei Detox-Tage die Woche. Ich faste seit meiner Jugend ein- bis zweimal im Jahr nach dem Ratgeber *Wie neugeboren durch Fasten* von Dr. med. Hellmut Lützner. Die Vorbereitungsphase mit einem Entlastungstag ist dabei genauso wichtig wie die zwei Aufbautage nach der fünftägigen Fastenkur. Wenn Sie gesund sind, ist Fasten mithilfe eines Ratgebers einfach. Sollten Sie sich nicht so gut fühlen oder stärker übergewichtig sein, ist beim Fasten die Anleitung und

Begleitung einer Ärztin oder eines Arztes hilfreich. Eine Alternative ist eine mehrtägige Kur in einer Fastenklinik (zum Beispiel in einer Buchinger-Klinik, www.buchinger.de), von der nicht nur Haut und Haare profitieren.
Wenn Sie möchten, können Sie vor dem Fasten eine Darmreinigung mit der Colon-Hydro-Therapie ausprobieren. Der Therapeut oder die Therapeutin spült dabei mit einem geschlossenen Schlauchsystem den Darm sauber und geruchsfrei aus. Während der Spülung erfolgt eine Bauchdeckenmassage, um die Darmbewegung anzuregen. Diese Behandlung dauert etwa 30 Minuten, die Kosten liegen bei 60 bis 90 Euro.
Toll sind auch regelmäßige Detox- oder Entlastungstage in der Woche mit 14:10-Intervallfasten (siehe auch Seite 131) oder dem konsequenten Verzicht auf Kohlenhydrate oder Alkohol, aber auch in Form von Gemüse- oder Rohkosttagen. Idealerweise bleiben Sie unter 1000 Kilokalorien. Planen Sie an den Detox-Tagen auch Zeit ein für einen ausgedehnten Spaziergang, eine Meditation oder ein Öldispersionsbad mit Bürstenmassage oder ein Basenbad mit z. B. PANACEO Zeolith Basenbad. Ihr Detox-Programm sollte Ihren Körper, aber auch Ihre Seele und den Geist entlasten.

DAS KANN IHRE ÄRZTIN ODER IHR ARZT FÜR SIE TUN

Ästhetische Haut- und Laserbehandlungen: Diese Behandlungen beim Dermatologen können helfen, die Spuren der Zeit zu glätten oder Alterungserscheinungen sogar um einige Jahre zurückzudrehen. Für nichtoperative Faltenunterspritzungen verwendet man Botox oder Hyaluronsäure. Beide Stoffe werden vom Körper mit der Zeit abgebaut. Die Wirkung können Sie nach Belieben auffrischen lassen.

Hautstraffende Pflegeprodukte: Aus Kollagen bestehen die Fasern des Bindegewebes, das die Hautstruktur stützt. Auch Hyaluronsäure befindet sich im Bindegewebe. Es kann Feuchtigkeit binden und die Kollagenbildung anregen. Pflegeprodukte, die Kollagen-Peptide und Hyaluron enthalten, wirken daher straffend.

Hormone für die Schönheit. Auch östrogenhaltige Pflegeprodukte regen die natürliche Produktion von Kollagen an, straffen die Haut und versorgen sie mit Feuchtigkeit.

Mesolift oder Mesoglow: Die Mesotherapie verbessert die Feuchtigkeit der Haut, revitalisiert und glättet den Teint. Dazu werden hautstraffende Substanzen mit einer feinen Nadel oberflächlich entlang der Hautfalten und in die Oberfläche von Gesicht, Hals und Dekolleté eingearbeitet. Eingesetzt werden dabei natürliche Hyaluronsäure und eine Kombination bestimmter Vitamine und Antioxidanzien, die die Haut mit Feuchtigkeit versorgen und die Neubildung von Kollagen und elastischen Fasern anregen. Das Verfahren ist schmerzfrei und dauert zehn bis 15 Minuten. In 14-tägigen Abständen finden beim Mesolift drei Behandlungen statt, die nach Bedarf alle sechs bis zwölf Monate wiederholt werden können.

PRP-Therapie: „Platelet Rich Plasma" bezeichnet eine Methode, bei der aufbereitetes Eigenblut verwendet wird, um die Haut zu verjüngen. Das verwendete Blutplasma ist reich an Blutplättchen, regenerierenden Proteinen und Wachstumsfaktoren. Diese regen die hauteigene Regenerationsfähigkeit und die Kollagenproduktion an. Kleine Gesichtsfältchen lassen sich so ebenso glätten wie Schwangerschaftsstreifen oder Falten am Dekolleté. Diese Therapie wird von Ärzten angeboten und kann im Abstand von vier bis sechs Wochen regelmäßig oder als Kur zwei- bis dreimal pro Jahr eingesetzt werden.

DAS KÖNNEN SIE FÜR SICH TUN

Nikotinabstinenz: Rauchen schadet auf der ganzen Linie. Nikotin verengt die Hautgefäße, sodass sie nicht mehr ausreichend mit Sauerstoff und Nährstoffen versorgt werden kann.

Kein Alkohol: Das zweite Zellgift, auf das Sie auch Ihrer Haut zuliebe verzichten sollten. Alkohol entzieht den Zellen außerdem Wasser, die Haut dehydriert.

Vorsicht Sonne: Die UV-Strahlung hinterlässt deutliche Spuren und bewirkt die Freisetzung von freien Radikalen, die die Hautbarriere schädigen und die Haut schneller altern lassen. Schützen Sie das ganze Jahr über Ihre Haut mit Cremes mit hohem Lichtschutzfaktor und Ihr Haar mit Kopfbedeckungen.

Bewegung im Freien: Körperliche Aktivitäten an der frischen Luft wirken sich extrem positiv auf Ihre Haut aus. Wenn Sie sich dabei anstrengen und ins Schwitzen kommen, reinigt der entstehende Schweiß die Hautporen von Talg und Verunreinigungen. Außerdem wird die Haut besser durchblutet, was das Zellwachstum fördert und damit die Haut frischer und straffer aussehen lässt.

OB BLOND, OB ROT, OB GRAU

Strahlend schönes Haar steht in vielen Kulturen für Lebendigkeit und Attraktivität. Weil die Haare mit der Haut verbunden sind, gehören sie auch anatomisch mit zu unserem größten Organ. Selbst wenn die Haare nicht überall sichtbar sind, ist unser ganzer Körper mehr oder weniger behaart. Am Zustand unseres Haupthaars lässt sich immer auch gut ablesen, wie es uns gerade geht. Wenn wir uns nicht so wohlfühlen, wirkt es stumpf und matt, nach einer überstandenen Krankheit haben wir morgens auch oft mehr Haare in der Bürste als sonst. Das Älterwerden erkennt man ebenfalls unfehlbar, denn die Haarpracht verändert sich im Lauf der Zeit merklich in Farbe und Fülle. Fällt es aus, kann das ganz schön am Selbstbewusstsein kratzen, denn Haare gelten ja auch als Inbegriff von Weiblichkeit. Haarausfall in den Wechseljahren macht etwa einem Drittel aller Frauen zu schaffen.

Wie bei der Haut spielen die Sexualhormone auch bei Haarveränderungen eine wichtige Rolle. Während Östrogen unsere Haare schützt, lässt ein Überschuss an Androgenen das Haar feiner und schütterer werden. Vielleicht kennen Sie das noch aus Ihrer Schwangerschaft: Während Sie Ihr Baby im Bauch hatten, war Ihr Haar dicht, glänzend und schön. Nach der Geburt jedoch kam es mit dem sinkenden Östrogenspiegel zu vermehrtem Haarausfall. Vermehrt bedeutet, dass über einige Wochen hinweg durchschnittlich mehr als 100 Haare ausfallen. Auch Medikamente können die Wirkung von Östrogen dimmen und androgenisierend wirken, dazu gehören Chemotherapeutika, Antidepressiva, Statine oder auch manche Gestagene in Verhütungsmitteln. Auch andere Hormone beeinflussen die Haargesundheit. Bei einer Schilddrüsenunterfunktion kann das Haar auch weniger werden.

Bei Frauen dünnt sich das Haar vor allem am Scheitel mehr und mehr aus, sodass hier die Kopfhaut zu sehen ist. Trotzdem ist auch Haarausfall keine Sache, die Sie in den Wechseljahren einfach so hinnehmen müssen. In den meisten Fällen erholt sich das Haar mit der Zeit wieder, wenn die Hormone sich nach der Menopause eingependelt haben. Wenn die Ursachen bekannt sind, lässt sich Haarausfall gut behandeln, und auch Sie können – wie immer – einiges für sich tun.

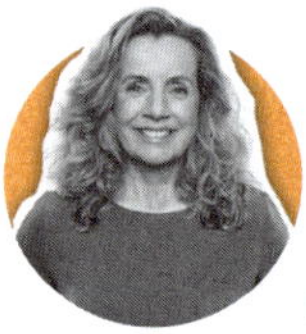

MEINE FAVORITEN

Lifestyle: Essen Sie gesund, leben Sie bewegt und schlafen Sie schön!

Neues Styling: Vielleicht ist jetzt die Zeit für einen anderen Haarschnitt gekommen, denn vor allem langes Haar wirkt ausgedünnt umso spärlicher. Besprechen Sie mit Ihrer Friseurin oder Ihrem Friseur, was Ihnen gut stehen könnte. Es muss ja nicht gleich eine Pixie-Frisur sein. Die Haarexpertinnen kennen außerdem viele Tricks, damit dünneres Haar voller und gesünder aussieht.

Die Haare bürsten: Auch die Kopfhaut muss bewegt werden, damit Durchblutung und Hautstoffwechsel in Gang kommen. Das verbessert nach und nach auch Haarwachstum und Haarqualität. Gönnen Sie sich auf alle Fälle eine hochwertige Naturhaarbürste.

Spaziergang an der frischen Luft: Der ist toll für die Durchblutung des gesamten Körpers, also auch für Ihre Kopfhaut. Außerdem reduziert er nachweislich Stress, wovon Ihr Haar auch nur profitieren kann.

DAS KANN IHRE ÄRZTIN ODER IHR ARZT FÜR SIE TUN

Hormonstatus: Erkundigen Sie sich bei Ihrer Ärztin oder Ihrem Arzt nach Ihrem Hormonstatus, das schafft Klarheit. Im Blutbild sollten folgende Werte bestimmt werden: FSH, Testosteron und DHEA-S, TSH und Prolaktin sowie Eisen, Kalzium, Magnesium, Zink, Folsäure, Vitamin B_{12}, Vitamin D_3. Eine gezielte Behandlung mit bioidentischen Hormonen oder auch eine Nährstoffergänzung kann den Haarausfall stoppen und Abhilfe schaffen.

Minoxidil: Mittel mit diesem Wirkstoff sind verschreibungsfrei erhältlich (z. B. Regaine®) und werden als Tinktur direkt auf die Kopfhaut gegeben. Auch kann Ihnen Ihre Ärztin Tinkturen mit dem Wirkstoff Alfatradiol verschreiben, die hormonell bedingtem Haarausfall entgegenwirken können (z. B. ELL-CRANELL®).

Mesohair: Hier wird ein Revitalisierungscocktail mit feinen Nadeln direkt in die Kopfhaut injiziert und verteilt sich daraufhin im gesamten Haarbereich. Die schmerzfreie Behandlung wird von Ärztinnen und Heilpraktikern angeboten. Erfahrungsgemäß sind etwa sechs Anwendungen im Abstand von jeweils einer Woche für gesünderes und volleres Haar notwendig. Bei Bedarf werden die Anwendungen dann anschließend im Monatsrhythmus wiederholt.

PRP-(Platelet Rich Plasma)-Eigenblut-Therapie: Hier injiziert die Ärztin oder der Arzt körpereigenes Blutplasma in die Kopfhaut. Die körpereigenen Wachstumsfaktoren darin verbessern die Haarqualität und fördern, solang die Haarwurzeln noch erhalten sind, das Haarwachstum. Empfehlenswert sind zwei bis vier Behandlungen im Abstand von vier Wochen.

DAS KÖNNEN SIE FÜR SICH TUN

Arganöl: Massagen mit diesem hochwertigen Öl (z. B. Woldo Health®) regen die Durchblutung an und wirken feuchtigkeitsspendend sowie antibakteriell, wodurch Irritationen der Kopfhaut verhindert werden.

Brennnessel: Sie ist das Naturheilmittel bei Haarverlust und anderen Haarproblemen dank ihres Gehalts an Eisen, Kalium, Kalzium sowie der Vitamine E, B_1, B_5 und C. Haarwasser und Haarkuren (z. B. alkmene®) mit Brennnesseln regen die Durchblutung der Kopfhaut an und helfen dabei, dass sich geschädigte Haarwurzeln wieder erholen.

Apfelessig: Geben Sie eine Haarspülung aus Apfelessig und lauwarmem Wasser, gemischt in einem Verhältnis von 1:5, nach dem Haarewaschen auf die Kopfhaut und in das Haar. Lassen Sie die leicht basisch wirkende Mischung fünf bis zehn Minuten einwirken und spülen Sie die Haare anschließend mit kaltem Wasser aus.

KREBS – DO SOMETHING ABOUT IT

Pünktlich zum 50. Geburtstag liegt sie im Briefkasten und kommt zuverlässig alle zwei Jahre bis zum 69. Geburtstag: Die Einladung zum Mammographie-Screening, also zur Röntgenuntersuchung der Brust zur Vorsorge einer Brustkrebserkrankung, löst bei vielen Frauen Stirnrunzeln und den Papierkorbreflex aus. Frei nach dem Motto: Krebs? – Ich doch nicht! Denn nicht nur Krebs hat ein mieses Image. Die Mammographie, bei der das Brustgewebe stark und häufig schmerzhaft zusammengedrückt wird, um mit einer möglichst geringen Dosis an Röntgenstrahlen gute Aufnahmen zu erreichen, kann hier locker mithalten. Außerdem gibt es ja auch noch das gesetzliche Früherkennungsprogramm mit der Möglichkeit einer jährlichen Tastuntersuchung für Frauen ab 30 Jahren bei ihrer Gynäkologin.

Nur: In den Wechseljahren steigt das Krebsrisiko tatsächlich. Bei Frauen ist die häufigste Krebserkrankung der Brustkrebs, gefolgt von Darm- und Lungenkrebs. Je früher Krebs erkannt und die Betroffene eine qualifizierte Behandlung erhält, desto größer ist die Aussicht auf einen Heilerfolg. Und hier kommt die Mammographie ins Spiel, die auch schon kleinste krankhafte Veränderungen zeigen kann.

BRUSTKREBS

Etwa eine von acht Frauen erkrankt im Lauf ihres Lebens an Brustkrebs. Fast drei von zehn Betroffenen sind bei Diagnosestellung jünger als 55 Jahre. Auch wenn in Deutschland und anderen Ländern immer mehr Frauen an Krebs erkranken, haben sich die Heilungsraten und die Überlebenszeit in den vergangenen Jahrzehnten verbessert, vermutlich wegen der besseren Therapien. Nicht alle Faktoren zur Entstehung eines Tumors lassen sich beeinflussen, auch ist das Risiko, in manchen Lebensphasen an Krebs zu erkranken, einfach höher.

Laut dem Zentrum für Krebsregisterdaten (ZfKD) des Robert Koch-Instituts splittet sich das Risiko folgendermaßen auf: Als 35-Jährige muss eine von 110 Frauen damit rechnen, innerhalb der nächsten zehn Jahre Brustkrebs zu bekommen. Als 45-Jährige ist es eine von 48, mit 55 Jahren bekommt eine von 37 Frauen innerhalb der nächsten zehn Jahre die Diagnose Brustkrebs, mit 65 Jahren eine von 30 Frauen und mit 75 Jahren eine von 31 Frauen.

Bei den meisten Frauen reagieren die Tumorzellen auf Hormone. Wie es um unseren Hormonspiegel bestellt ist, können wir nur teilweise beeinflussen. Dazu gehören beispielsweise ein möglichst normales Gewicht und so wenig Bauch(fett) wie möglich. Hinzu kommt: Je länger eine Frau menstruiert und das Auf und Ab ihrer Geschlechtshormone erlebt, desto höher ist die Wahrscheinlichkeit, an Brustkrebs zu erkranken. Eine frühe erste Regelblutung und ein spätes Einsetzen der Wechseljahre gelten als risikosteigernd. Frauen, die ihre Kinder nach der Geburt stillen, verringern dadurch ihr Brustkrebsrisiko.

Wie jede Krebsfrüherkennung hat das Mammographie-Screening zum Ziel, Brustkrebs in einem frühen Stadium zu entdecken, damit Frauen eine günstige Prognose haben. Dabei stellt das Mammographie-Programm ein zusätzliches Angebot zu der jährlichen Krebsvorsorgeuntersuchung bei Ihrer Frauenärztin dar. Diesen jährlichen Termin sollten Sie bitte zusätzlich auch weiterhin wahrnehmen.

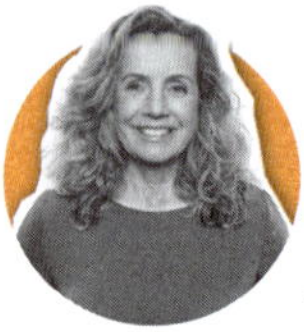

MEIN FAVORIT

Monatliche Selbstabtastung der Brust: Wenn Sie regelmäßig Ihre Brüste abtasten, können Sie selbst viel zur Früherkennung von Brustkrebs beitragen und damit zu einer zügigeren Behandlung. Denn bei Krebs ist Zeit ein entscheidender Faktor. Am besten vereinbaren Sie dazu einmal im Monat einen Termin mit sich selbst. Solang Sie noch menstruieren, ist der beste Zeitpunkt für die Selbstabtastung eine Woche nach Beginn der Regelblutung. Das Brustgewebe ist dann schön weich. Frauen nach der Menopause sollten einen bestimmten Tag im Monat wählen, an dem Sie Ihre Brust abtasten, und ihn im Kalender eintragen.

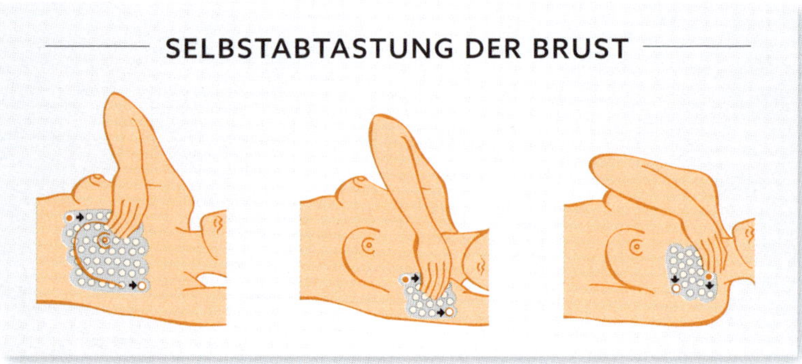

Im Liegen ist das Abtasten besser als im Stehen. Ihre Brust liegt auf dem Brustkorb auf und lässt sich so einfacher abtasten.

So wird's gemacht: Stellen Sie sich „oben ohne" vor einen Spiegel und betrachten Sie Ihre Brüste aus vier verschiedenen Blickwinkeln. Einmal, wie sie aussehen, wenn Ihre Arme ganz normal herabhängen. Dann, wenn Sie sie nach oben strecken, drittens, wenn Sie den Oberkörper nach vorne beugen, und zuletzt, wenn Sie die Hände in die Hüften stemmen. Schauen Sie Ihre Brüste dabei jeweils von vorn und von der Seite an. Hat sich seit dem letzten Blick in den Spiegel etwas verändert? Jetzt legen Sie sich entspannt auf das Sofa oder Bett und legen die vier Fingerkuppen (ohne Daumen) Ihrer rechten Hand auf die linke Brust, um sie breitflächig abtasten zu können. Streichen Sie mit sanftem Druck in engen senkrechten Bahnen vom Brustbein bis zur Achselhöhle. Kreisen Sie an jeder Stelle dreimal im Durchmesser eines 2-Euro-Stücks. Mit jedem Kreis drücken Sie etwas stärker, um so auch tiefere Gewebeschichten zu erreichen. Danach ist die Achselhöhle an der Reihe und die Region am Schlüsselbein. Wenn Sie Ihre Achsel untersuchen, den Arm lockern und nicht zu stark nach oben strecken, damit das Gewebe in der Achselhöhle locker bleibt. Das Abtasten mit der linken Hand und an der rechten Brust wiederholen.

DAS KANN IHRE ÄRZTIN ODER IHR ARZT FÜR SIE TUN

Bei Brustveränderungen das Arztgespräch suchen: Sollten Sie im Rahmen der Selbstuntersuchung folgende Veränderungen bemerken, dann lassen Sie diese von Ihrer Gynäkologin abklären:

- knotige Veränderungen, derbe Stellen und Verhärtungen im Brustbereich oder in der Achselhöhle
- Hauteinziehungen, Hautvorwölbungen oder auch eingezogene Brustwarzen
- Rötung, Schuppung, Orangenhaut oder Verfärbungen an der Brust
- Veränderungen der Größe oder Form der Brust
- neu auftretende Unterschiede Ihrer Brüste bezüglich Größe, Form, Lage oder Effekt beim Heben der Arme
- austretende Flüssigkeit aus einer Brustwarze

Um Brustkrebs zu behandeln stehen uns heute sehr viele verschiedene, zum Teil individuelle Methoden zur Verfügung. Zum Einsatz kommen Chemo- und Antikörpertherapie, Operation, Strahlentherapie sowie antihormonelle Therapien zugeschnitten auf die Tumorbiologie, das Tumorstadium und die individuellen Bedürfnisse der Patientin.

Sanfte Vorbereitung auf die Mammographie: Besprechen Sie mit Ihrer Frauenärztin oder Ihrem Frauenarzt bei Bedarf Ihre Sorgen und Ängste bezüglich einer Mammographie. Bei Angst vor Schmerzen oder schmerzhafter Erfahrung im Rahmen einer Mammographie kann man vor der Untersuchung ein Schmerzmittel *(Ibuprofen oder Novalgin®)* einnehmen. Gehen die Nerven durch, helfen 20 Minuten vor der Mammographie 5 Tabletten *Neurodoron®* (Weleda) oder auch 10 Tropfen *Bach Rescue®*.

DAS KÖNNEN SIE FÜR SICH TUN

14:10-Intervallfasten: Eine 2017 veröffentlichte Studie mit Brustkrebspatientinnen (36) hat gezeigt, dass Frauen, die abends und nachts mindestens 13 Stunden am Stück auf Nahrung verzichten, deutlich seltener erneut an Krebs erkranken.

Komplementärmedizin: Begleitend zur klassischen Krebstherapie haben sich Methoden und Arzneien aus der Naturheilkunde als hilfreich erwiesen, um Nebenwirkungen der Therapie zu mildern oder sogar auszuschalten und die Selbstheilungskräfte nach einer Krebsbehandlung zu stärken.

Mediterrane Ernährung: Die für diese Ernährungsweise typischen Lebensmittel (viel Gemüse, Olivenöl, wenig rotes Fleisch und Milchprodukte) und Zubereitungsweisen reduzieren nachweislich das Brustkrebsrisiko. Achten Sie jeden Tag darauf, dass Sie reichlich gesunde Fette (siehe auch Seite 198), Ballaststoffe und Eiweiß zu sich nehmen in Kombination mit gesunden Pflanzenstoffen. Das geht ganz einfach mit viel Gemüse, Vollkornprodukten und Hülsenfrüchten, Pflanzenölen und Fisch. Alkohol, Zucker und Softgetränke, verarbeitetes Fleisch und ungesunde Fettsäuren sollten Sie streichen (mehr dazu ab Seite 195).

Bewegung: Das Antikrebsmedikament schlechthin. Wenn Sie viel körperlich aktiv sind oder Sport treiben, ist das nicht nur gut für Ihr Wohlbefinden, sondern Sie senken damit auch das Risiko für zahlreiche Krebserkrankungen und verbessern die Prognose, falls Sie an Krebs erkrankt sind oder waren. Mehr dazu lesen Sie ab Seite 180.

DARMKREBS

Für Frauen ist diese Krebsart die zweithäufigste. Ab dem 50. Lebensjahr nimmt das Darmkrebsrisiko zu. Leider werden viele Diagnosen zu spät gestellt, was daran liegt, dass sich dieser Krebs meist beschwerdefrei entwickelt. Neben dem Alter sind die Hauptrisikofaktoren Rauchen, Alkoholkonsum, Fettleibigkeit, chronisch entzündliche Darmerkrankungen, eine familiäre Vorbelastung, aber auch ein hoher Konsum von rotem und verarbeitetem Fleisch. Da dem Darmkrebs in der Regel langsam wachsende Vorstufen (Adenome) vorausgehen, die durch eine Darmspiegelung entdeckt und meist entfernt werden können, ist er eine der wenigen Tumorerkrankungen, die sich fast vollständig verhindern oder heilen ließen. Mit der Einführung der Darmkrebs-Vorsorgeuntersuchungen im Jahr 2002 sind die Inzidenz und die Sterblichkeit von Darmkrebs bis heute deutlich zurückgegangen.

DAS KANN IHRE ÄRZTIN ODER IHR ARZT FÜR SIE TUN

Vorsorgeuntersuchungen: Frauen und Männer im Alter von 50 bis 54 Jahren haben jedes Jahr Anspruch auf einen Test auf verborgenes Blut im Stuhl. Ein Testset (Okkultbluttest/iFOBT) erhalten Sie auf Wunsch bei ihrer gynäkologischen Vorsorgeuntersuchung beim Frauenarzt. Sollte ein Stuhlbluttest auffällig sein, ist eine Darmspiegelung empfehlenswert.

Ab 55 besteht sowohl für Frauen als auch für Männer Anspruch auf eine Früherkennungs-Darmspiegelung (Koloskopie), die einmal nach zehn Jahren wiederholt werden kann. Bei der Koloskopie wird nach einer gründlichen Darmreinigung unter einer kurzzeitigen Narkose der Dickdarm nach Darmkrebs(-vorstufen) und Polypen untersucht. Dabei kann der Arzt eventuelle Darmpolypen auch gleich entfernen.

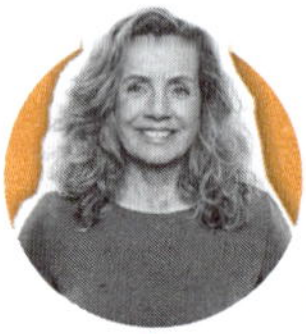

MEINE FAVORITEN

Haben Sie Ihr Gewicht im Blick: Achten Sie gut auf sich und darauf, dass Ihr Bauch klein bleibt (siehe dazu Seite 126). Das Bauchfettgewebe arbeitet wie eine eigene Hormonfabrik. Hier entstehen Botenstoffe, die die Tumorbildung anfeuern können. Ernähren Sie sich gesund und pflegen Sie einen bewegten Lebensstil.

Grüner Tee: Regelmäßig ein Kännchen Grüntee trinken, das reduziert das Darmkrebsrisiko.

DAS KÖNNEN SIE FÜR SICH TUN

Sauermilchprodukte sowie fermentierte Lebensmittel: Joghurt, Kefir und Sauerkraut sind reich an Milchsäurebakterien, die das Mikrobiom im Darm versorgen. Hier befindet sich ein Großteil unseres Immunsystems. Vitaminproduzierende Milchsäurebakterien können Entzündungen hemmen.

Fruktane: Zwiebeln, Artischocken, Knoblauch oder Spargel sind reich an diesen Mehrfachzuckern. Die unverdaulichen Ballaststoffe fördern das Wachstum bestimmter Bakterien im Darm, denen krankheitsfördernde Wirkungen zugeschrieben werden. Generell kann eine ausgewogene Ernährung, die reich an Ballaststoffen (aus Getreide und Hülsenfrüchten), Folat (aus grünem Blattgemüse), Vitamin D_3 (Sonnenlicht), Kalzium (Milchprodukte, Sesamsamen, Mineralwasser) und Polyphenolen (aus Gemüse und Obst) ist, vor der Entstehung von Adenomen im Darm schützen.

Ich tu jetzt was für mich

Wechseljahre sind Zeiten des Aufbruchs, weil jetzt alles anders wird. Die Wege, die Sie in dieser Phase Ihres Lebens für sich einschlagen, können dabei zugleich Ihr Ziel sein. Da mit dem Schwinden der Hormone auch der naturgegebene Gesundheitsschutz zurückgeht, ist jetzt der richtige Augenblick, um einen gesundheitsbewussteren Lebensstil zu wählen. Dazu gehören ausreichend Bewegung, regelmäßige Entspannungs- und Erholungszeiten und eine gesunde Ernährungsweise. Kombinieren Sie dies mit guten Freundschaften und sozialen Kontakten, die Sie als wohltuend empfinden, dazu geben Sie eine Prise Zufriedenheit, und Sie kommen happy durch den Wechsel.

I LIKE TO MOVE IT, MOVE IT

Selbstverständlich ist Bewegung in jedem Lebensalter ein Thema. Das will schon die menschliche Biologie so. Wir alle sind Bewegungswesen, auch wenn wir unsere Couch oder unseren Bürostuhl lieben, keine Zeit für oder keine Lust auf Sport haben oder dafür zu müde sind … Deshalb sollte kein Tag in unserem Leben vergehen, ohne dass wir uns rühren, denn unser Stoffwechsel braucht körperliche Aktivität, um rundzulaufen. Genauso wie unser Immunsystem, unser Herz und Kreislauf, unsere Muskeln und unser Skelett und natürlich unsere Psyche – Bewegung bedeutet Gesundheit. Wer sich viel bewegt, so haben Untersuchungen gezeigt, profitiert außerdem von einem gestärkten Selbstbewusstsein und kann mehr Glück empfinden.

Besonders wichtig scheint es aber zu sein, dass wir Frauen uns in den Wechseljahren wirklich ausreichend bewegen. Spätestens mit Mitte 40 macht uns unser Körper ja unmissverständlich deutlich, dass er vielleicht besser ernährt, gepflegt und eben auch bewegt werden will, um nicht krank oder im Zeitraffer alt zu werden. Das alles sind doch richtig gute Gründe, um sich zu motivieren, neben einer besseren Ernährung und einem gesünderen Stressmanagement auch den richtigen Sport für sich zu finden. Außerdem, so weiß die Sportwissenschaft, erreichen Sie jetzt noch richtig viel für sich und Ihren Körper, sodass Sie auch noch mit 80 fit und beweglich sein können.

Schließt sich dieses Zeitfenster, weil Sie – wie oben schon ausgeführt – Ihre Couch zu sehr mögen, keine Zeit für Ihren Sport finden oder zu müde für ihn sind, wird es dagegen schwieriger. Wenn Sie es aber hinbekommen, sich jeden Tag für mindestens eine halbe Stunde Bewegung zu verschaffen und in der Woche insgesamt etwa 1500 bis 2000 Kilokalorien durch körperliche Aktivitäten zu verbrauchen, dann bleiben Sie tatsächlich länger jung. Forscherinnen vom King's College in London haben in Zwillingsstudien (11) festgestellt, dass körperlich aktive ältere Menschen genauso fit sind wie zehn Jahre jüngere.

DAS COUCH-POTATO-REZEPT: QUICK AGING

Der Drang zu gehen, zu laufen und zu springen ist in unseren Genen verankert, und das seit Urzeiten. Das Gegenteil, also nichts zu tun, aber leider auch. Das macht es manchmal schwierig, sich aufzuraffen. Entwicklungsgeschichtlich gesehen sind wir nämlich als sehr effiziente Energiesparmodelle angelegt. Das hat in Zeiten, in denen die Nahrung knapp war, auch Sinn ergeben. Denn wenn der Mensch nichts tut, verbraucht er auch keine wertvolle Energie, die er sich mit viel Mühe beim Jagen, Herumlaufen und Sammeln einverleibt hat. Heute aber können wir uns – in den wohlhabenden Ländern dieser Welt – mit Kalorien versorgen, ohne einen Schritt dafür gehen zu müssen: Lieferservices machen es möglich. In den Wechseljahren, wenn Muskelmasse und Hormone vor sich hinschwinden, kann das fatale Auswirkungen haben. Als Erstes nehmen wir zu, dann werden die Muskeln schlapper und weniger – Bauch, Beine, Po und Arme werden wackelpuddingartig. Was an der einen Stelle nicht so gut aussieht, ist andernorts schmerzhaft. Denn auch die Gelenke versteifen leichter, wenn sie sich nicht bewegen (dürfen), und irgendwann tut alles nur noch weh, sogar das Aufstehen und Hinlegen. Die Knochen werden leichter brüchig, wir werden verletzungsanfälliger, empfindlicher, anfälliger für Krankheiten. Die Stimmung sinkt im Energiesparmodus ebenfalls, Trübsinn im Wechsel mit Gereiztheit kann Tage und Nächte verdunkeln, der Schlaf wird schlecht. Alle Wechseljahressymptome verstärken sich, wenn wir auf das Heilmittel verzichten, das uns naturgegeben ist: Bewegung.

JUST DO IT!

Leider tun sich Frauen um die 40+ mit dem Kampf gegen ihre innere Schweinehündin aber ganz besonders schwer. Befragungen der Sporthochschule Köln haben gezeigt, dass diese Gruppe verglichen mit der Gesamtbevölkerung die sportlich inaktivste ist. Viele dieser Frauen hätten über Jahre keinen Sport mehr betrieben – meist aus Zeitmangel aufgrund der Erziehung von Kindern und/oder des Berufs. Dass diese Altersgruppe lieber sitzt, als sich regelmäßig Beine zu machen, zeigte auch eine britische Studie aus dem Jahr 2019 (21). Und das, obwohl sich die befragten Teilnehmerinnen unisono eine hohe Lebensqualität und Selbstständigkeit im Alter wünschten. Dazu gehört natürlich auch, so lang wie möglich beweglich und mobil zu sein. Das kann aber nur funktionieren, wenn man schon in früheren Jahren für seine Fitness sorgt. Wer sich also in seinen 40er- und 50er-Jahren aufs Sofa verzieht und auf Bewegung verzichtet, wird seinen Lebensabend womöglich ganz anders als geplant verbringen.

Denken Sie daran: Ihr Körper WILL bewegt werden, er braucht es einfach. Auch wenn Sie sich nicht vorstellen können, wieder Sport zu treiben oder sogar erst damit anzufangen. Es lohnt sich! Und gerade Frauen in den Wechseljahren profitieren von Sport offenbar in besonderem Maße. Der Stoffwechsel wird angekurbelt, der Grundumsatz erhöht sich (Sie verbrauchen mehr Energie auch in Ruhezeiten), Sie schützen sich aktiv vor Typ-2-Diabetes und stärken Ihr Herz. Auch die Laune wird besser und Sie fühlen sich ausgeglichener. Wer außerdem regelmäßig aktiv ist, fühlt sich in seinem trainierten Körper viel wohler. Durch körperliche Aktivität schaffen Sie ein positives Bild von sich selbst, Sie mögen sich viel lieber und finden sich gut so, weil Sie in der Bewegung spüren, wie viel in Ihnen steckt. Gerade in der Zeit der Wechseljahre, in der viele Frauen die Veränderungen ihres Körpers oft als beängstigend empfinden, können Sie auf diesen tiefenwirksamen Effekt von Bewegung auf die Psyche setzen.

Nicht umsonst gilt Bewegung auch unter Schulmedizinerinnen und Schulmedizinern als eines der besten Naturheilmittel. Sie kann Krankheiten verhindern helfen und die Selbstheilungskräfte aktivieren, ist garantiert frei von unerwünschten Zusatzstoffen und verlängert das Leben. Mit jedem Schritt und jeder Kraftanstrengung – das kann auch bei der Garten- oder Hausarbeit sein – schieben Sie zahllose, miteinander zusammenhängende Vorgänge im Körper an. Ihr Puls schlägt schneller, die Körpertemperatur steigt, Botenstoffe und Hormone verteilen sich über die Blutbahn und lösen an verschiedenen Organen Reaktionen aus. Stresshormone werden zügig abgebaut, die Stimmung steigt. Im Gehirn bilden sich neue Nervenzellen und -bahnen. Zellen erneuern sich, kranke sterben ab, die Erbsubstanz (DNA) in den Zellkernen wird repariert. Bis heute haben Forscher noch längst nicht alles verstanden, wie viel Positives Bewegung wirklich mit uns macht. Aber sie wissen genug, um nachzuweisen, dass körperliche Aktivität wirksamer ist als jede Tablette oder Pille.

Denn im Gegensatz zu einem Auto, das mit den Jahren immer mehr verschleißt, kann sich Ihr Körper bis zu einem gewissen Grad wieder selbst reparieren. Genauso wie wir durch Nichtstun die Alterung unserer Organe beschleunigen, haben wir es in der Hand, sie unter anderem durch Bewegung zu schützen. Auch Ihr Gewicht können Sie besser managen, denn die hormonelle Umstellung ist beim Zunehmen nur eine Komponente von vielen.

NUR WENN'S SPASS MACHT

Legen Sie einfach los. Hierzu noch eine Weisheit aus der Sportmedizin: Es ist niemals zu spät, mit Sport anzufangen und sich regelmäßig zu bewegen. Starten Sie langsam und seien Sie mit Freude bei der Sache. Am besten gehen Sie wieder zu dem Sport zurück, den Sie schon kennen und können. Das kann Schwimmen sein oder Tennis, Radfahren oder Nordic Walking.

Außerdem sollten sich Ihre sportlichen Aktivitäten immer gut in Ihren Alltag einbauen lassen. Wichtig kann dabei sein, dass Sie nicht unbedingt noch einmal den Ort wechseln müssen, sondern entweder gleich morgens mit einer Yoga-Session starten, abends auf dem Heimweg noch im Fitnessstudio vorbeischauen oder sich zu Hause aufs Rad setzen. So wird die Hürde niedriger, was dafür sorgt, dass Sie auch dranbleiben. Denn das ist bei Bewegung das A und O: Regelmäßigkeit.

Egal, wofür Sie sich entscheiden, Ihr Sport muss Ihnen Spaß machen, denn nur so entwickeln Sie genug Motivation, am Ball zu bleiben. Und probieren Sie ruhig verschiedene Sachen aus. Jeder Schritt, der Sie auf den Weg in ein schwungvolleres Leben führt, stärkt Sie, gleichzeitig wird es von Woche zu Woche leichter, sich aufzuraffen, sodass Sie irgendwann gar nicht mehr das Gefühl haben, gegen die innere Schweinehündin ankämpfen zu müssen, denn Sie haben jetzt richtig Lust auf Ihr bewegtes Leben bekommen.

Wenn Sie noch nie richtig Sport getrieben oder ihn immer wieder aufgegeben haben, weil es für Sie einfach kein Spaß war, dann überlegen Sie, welche anderen Bewegungsmöglichkeiten zu Ihnen passen. Sind Sie gerne in der Natur, hören Sie gern Musik? Hier ein paar Ideen:

Naturfreundin: Zügiges Spazierengehen, Nordic Walking, Radfahren, Joggen oder auch Schwimmen im See sind tolle Ausdauersportarten, mit denen Sie zudem eine Extraportion Sauerstoff tanken.

Musik- und Tanzliebhaberin: Tangokurse sind nicht nur super als Ganzkörpertraining, sondern auch für die Koordination und sogar für das Gehirn. Sie können entsprechende Kurse auch als Single starten, in denen Sie mit wechselnden Tanzpartnern trainieren.

Zumba schenkt einem das Gefühl, eine sexy Dancing Queen zu sein, ist ebenfalls wunderbar für Ausdauer und Beweglichkeit und außerdem sehr gut geeignet für Einsteigerinnen, die ein paar Pfündchen zu viel am Körper haben.

Meerjungfrau: Wasser ist das Element zum Stressabbau und trägt einen auch dann, wenn man etwas übergewichtig ist. Schwimmen ist gut für Ausdauer und Bodyshaping. Am besten wechselt man zwischen verschiedenen Schwimmtechniken. Sie können nicht kraulen? Kein Problem. Im Schwimmbad werden Kurse angeboten.

Indoor-Liebhaberin: Sie treiben am liebsten zu Hause Sport? Auch kein Problem. Dann sollten Sie möglichst auf den perfekten Mix aus Krafttraining und Ausdauersport setzen. Versuchen Sie es dreimal pro Woche mit einem Work-out mit dem eigenen Körpergewicht und setzen Sie sich zweimal die Woche auf einen Fahrradergometer oder ein Rudergerät. Im Fitnessstudio achten Trainerinnen darauf, dass Sie die Übungen korrekt ausführen.

Gestresste: Sie wünschen sich Entspannung und gleichzeitig die Benefits von mehr Muskeln und mehr Beweglichkeit? Dann probieren Sie es mit Yoga oder Pilates. Noch mehr Ruhe schenken die asiatischen Bewegungsformen Qigong oder Taijiquan. Die erlernen Sie am besten in Kursen mit geschulten Lehrern.

Wichtig: Wenn Sie chronisch krank sind oder nach längerer Auszeit wieder mit Sport beginnen, lassen Sie sich vor dem ersten Training vorsichtshalber grünes Licht von Ihrer Ärztin oder Ihrem Arzt geben.

DAS EASY-PEASY-PROGRAMM FÜR JEDEN TAG

Planen Sie Ihre Sporttermine immer fest ein und versuchen Sie, sie einzuhalten. Schlechtes Wetter ist keine Ausrede, dann machen Sie eben Krafttraining bei sich zu Hause. Die Miniprogramme, die wir Ihnen hier vorschlagen zum Training Ihrer Ausdauer und Ihrer Muskulatur, sind optimal für den Einstieg. Sie bleiben innerhalb Ihrer Leistungsgrenzen und weiten diese dann nach und nach aus.

Überlegen Sie auch, wie Sie gern trainieren: lieber mit anderen, mit einer Freundin, dem Partner oder lieber allein.

BASISPROGRAMM FÜR MEHR AUSDAUER

Trainieren Sie zweimal die Woche 20 bis 45 Minuten. Sie werden bald merken, dass Ihre Atmung tiefer wird und sich Ihr Lungenvolumen vergrößert. Ihr Körper wird insgesamt besser mit Sauerstoff versorgt. Lassen Sie es beim Ausdauertraining immer fünf bis zehn Minuten lang langsam angehen, dann können Sie an Tempo zulegen. Gehen, laufen oder fahren Sie aber nur so schnell, wie Ihre Puste reicht. Wenn Sie sich überanstrengen, demotiviert das. Bewegen Sie sich am besten so schnell, dass Sie sich nebenher noch unterhalten können. Trainieren Sie vorzugsweise vor dem Essen oder nach einer mindestens dreistündigen Essenspause.

So geht's: Gehen Sie in der ersten Woche zweimal 20 Minuten zügig spazieren, in den ersten fünf Minuten in normalem Tempo, dann legen Sie einen Zahn zu. Nach vier Wochen gehen Sie ins Walken über, das Tempo sollte dabei so hoch sein, dass Sie leicht ins Schwitzen geraten. In der sechsten Woche walken Sie dreimal die Woche 20 Minuten, nach neun Wochen dreimal die Woche 25 Minuten und nach zwölf Wochen dreimal die Woche 30 Minuten. Dieses Programm sollten Sie beibehalten. Statt zu gehen können Sie auch Rad fahren oder schwimmen und natürlich laufen, sofern Ihre Gelenke das mögen.

BASISPROGRAMM FÜR MEHR KRAFT

Hier haben wir Ihnen einen Work-out für zu Hause zusammengestellt, für den Sie keine Geräte brauchen außer Ihrem eigenen Körpergewicht. Beim Ausdauersport bauen Sie zwar auch Muskelmasse auf, aber nicht so stark wie mit gezieltem Krafttraining. Muskeltraining verbessert die Knochendichte, auch der gesamte Halteapparat aus Sehnen und Bändern profitiert. Außerdem ist Krafttraining prima für die Gelenke.

Sie trainieren an jedem zweiten Tag, immer abwechselnd mit Ihrem Ausdauertraining. Denn Muskeln müssen sich erholen, um wachsen zu können. Das Programm dauert knapp zehn Minuten. 60 Sekunden lang wärmen Sie sich auf, dann dauert jede Übung erneut 60 Sekunden. Einsteigerinnen führen jede Übung zweimal aus, Fortgeschrittene machen drei Durchgänge. Danach stretchen, fertig! Anfangs trainieren Sie dreimal die Woche, ab Woche sechs an maximal fünf Tagen pro Woche.

Machen Sie alle Übungen langsam und konzentriert und achten Sie auf eine richtige Ausführung. Wenn es anfangs nicht so klappt – macht nix! Einfach dranbleiben. Sie werden sich wundern, wie schnell Ihre Muskeln wachsen, wenn Sie sie fordern.

- **Warm-up:** Laufen Sie zügig auf der Stelle, ziehen Sie die Knie hoch und bewegen Sie Ihre Arme mit. Setzen Sie die Füße dabei immer auf den Ballen auf und nur in der Stützphase kurz auf den Fersen.

- **Sumo-Kniebeuge für Po, Beine und Rumpf:** Sie stehen breitbeinig, die Fußspitzen zeigen nach außen. Ihr Körpergewicht ruht auf den Fersen. Greifen Sie ein schmal gefaltetes Badehandtuch mit den Händen und strecken Sie die Arme nach oben. Das Handtuch befindet sich dabei in der Verlängerung des Hinterkopfs, so halten Sie es am besten in der richtigen Position. Jetzt senken Sie den Po mit geradem Rücken so tief ab, bis die Hüften unterhalb der Knie sind, den Oberkörper dabei leicht nach vorn kippen. Der Blick geht geradeaus, die Arme sind getreckt. Halten Sie kurz und drücken Sie sich aus den Fersen heraus wieder in die Startposition, indem Sie die Beine ganz durchstrecken.

- **Plank für den ganzen Körper:** Gehen Sie in den Unterarmstütz, das Gewicht ruht auf den Unterarmen, die Ellbogen sind unter den Schultern, Ihr Körper bildet eine Linie von den Schultern bis zu den Füßen. Sie stehen auf den Zehenspitzen, der Blick ist nach unten gerichtet. Halten Sie diese Position 60 Sekunden und berühren Sie dabei abwechselnd mit dem rechten und dem linken Knie den Boden. Bauch- und Pomuskeln dabei fest anspannen, damit Ihr Becken nicht nach unten hängt!

- **Schwimmer:** Sie gehen in der Bauchlage, die Fußspitzen sind aufgestellt, spannen Sie die Pomuskeln an und strecken Sie die Arme aus. Die Beine sind ebenfalls gestreckt. Heben Sie jetzt Arme, Oberkörper und Kopf ein paar Zentimeter an, der Kopf bleibt gerade in Verlängerung der Wirbelsäule, Sie schauen zum Boden. Führen Sie jetzt die Ellbogen nach hinten und ziehen Sie die Schulterblätter zusammen, danach strecken Sie die Arme wieder aus.

- **Käfer für Oberkörper, Arme und Schultern:** Legen Sie sich auf den Rücken, spannen Sie die Bauchmuskeln an und legen Sie die Hände hinter die Ohren an den Kopf, die Ellbogen zeigen zu den Seiten. Strecken Sie die Beine, ziehen Sie die Zehenspitzen an. Heben Sie die Beine jetzt getreckt etwas an und beugen Sie das linke Knie zum Bauch. Gleichzeitig führen Sie den rechten Ellbogen diagonal zum Knie. Ohne die Beine abzulegen, gehen Sie wieder in die Ausgangsposition und wiederholen die Übung zur anderen Seite.

- **Trizeps-Liegestütz für Arme und Schultern:** Gehen Sie in den Vierfüßlerstand mit den Knien unter den Hüften und den Händen unter den Schultern, der Rücken ist gerade, der Bauch angespannt. Heben

Sie das rechte Bein gestreckt bis auf Hüfthöhe, den Oberkörper senken Sie ab, die Ellbogen sind gebeugt, bis Ihre Stirn fast den Boden berührt. Halten und wieder hochdrücken, anschließend zur anderen Seite wiederholen.

- **Ausfallschritt mit Twist für den ganzen Körper:** Sie stehen aufrecht mit hüftbreit geöffneten Beinen. Drücken Sie die Hände vor dem Brustbein ineinander, die Ellbogen zeigen zur Seite. Machen Sie jetzt einen großen Schritt mit dem rechten Bein nach vorn, das linke Bein senken Sie bis kurz über den Boden, das rechte Knie beugen Sie im 90-Grad-Winkel. Drehen Sie nun den Oberkörper so weit es geht nach links, Arme und Kopf folgen der Bewegung. Halten und zurück in die Ausgangsposition und die Übung zur anderen Seite wiederholen.

- **Cool down:** Zum Abschluss machen Sie einen großen Ausfallschritt nach vorn und strecken die Arme seitlich aus, die Handflächen zeigen nach unten. Drehen Sie den Oberkörper nach rechts und den rechten Fuß ebenfalls nach rechts, verlagern Sie dann Ihr Körpergewicht nach links, beugen Sie Ihr linkes Knie und senken Sie den Oberkörper seitlich gedreht über das linke Bein. Mit der linken Hand stützen Sie sich am Boden ab. Strecken Sie den rechten Arm in der Verlängerung nach oben zur linken Seite. Wechseln Sie die Seite.

WELLBEING – DEM WECHSELJAHRESSTRESS KEINE CHANCE

Unter Stress schüttet Ihr Körper die Hormone Adrenalin, Noradrenalin und Cortisol aus. Kurzfristig schenkt Ihnen das eine Bombenenergie: Adrenalin erhöht den Herzschlag und schärft die Sinne. Cortisol aktiviert im Stressmoment unseren Stoffwechsel und die Energiereserven, dafür werden die Verdauung und alles, was mit Fruchtbarkeit zusammenhängt, lahmgelegt. Das braucht der Körper jetzt nicht. Diese Hormone versetzen uns in eine sogenannte Kampf-oder-Flucht-Reaktion. Unseren Vorfahren in der Urzeit hat diese Reaktion geholfen zu überleben. Sie haben dann den zähnefletschenden Säbelzahntiger erlegt (Kampf) oder sind vor ihm davongerannt (Flucht). Genau die gleiche Stressreaktion ist in uns aber auch wirksam, wenn wir Ärger mit dem Chef, dem Partner, Terminen, unangenehmen Zeitgenossen, unlösbaren Projekten usw. haben. Oder im Mehrfachbelastungsmodus aus Job, Beziehungsstress, anstrengenden Pubertierenden oder alten Eltern, Haushaltsorganisation, Freizeitplanung oder überquellenden Terminplänen – für erwachsene Frauen gefühlt also tagtäglich.

Werden die Stresshormone aber nicht abgebaut, weil entweder die stressige Situation anhält oder weil Sie sie unbewegt ertragen müssen, richten diese Hormone Schäden an. Abgebaut werden können Adrenalin, Cortisol & Co. durch Bewegung – es hilft zum Beispiel wunderbar, bei akutem Stress auf der Stelle zu laufen oder zu hüpfen (natürlich, ohne dass jemand dabei zusieht) oder durch Entspannung, indem Sie ruhig atmen oder meditieren oder anderweitig zur Ruhe kommen.

Passiert das nicht, sind Cortisol & Co. in der Lage, richtig große Schäden anzurichten. Denn eine nicht abgebaute Stressreaktion wirkt noch lange nach: Die Muskeln sind verkrampft, die Verdauungsorgane schlecht durchblutet, der Blutdruck ist hoch und der Puls schnell mit deutlichem Herzklopfen, im Hintergrund können sich sogar stille Entzündungen entwickeln. Es kann lange dauern, bis der Körper wieder in seinem physiologischen Gleichgewicht ist. Wiederholt sich eine solche ins Leere laufende Stressreaktion zu oft, fixiert sie sich. Einige

Organe und Organsysteme zeigen Funktionsstörungen, zum Beispiel wird die Magenschleimhaut weniger durchblutet, der Puls ist erhöht, das Immunsystem wird schwächer und die Infektanfälligkeit nimmt zu, Blutzucker und Blutdruck steigen an, gleichzeitig nimmt die Knochendichte ab. Stress erhöht also unter anderem das Diabetes-, Osteoporose- und auch Herzinfarktrisiko. Hinzu kommt, dass zum Beispiel überhöhte Cortisolspiegel Heißhunger auf Süßes und Fettes machen – der Körper braucht bei Stress ja schnelle Energie –, was den Insulinspiegel nach oben schießen lässt mit allen Folgen für eine ehemals gute Figur.

Im Übrigen ist das Hormon Cortisol auch ein echter Kreativitätskiller, was in Problemsituationen nicht nützlich ist. Auch unser Gehirn befindet sich im Kampfmodus, unser Denken kann jetzt nur vertrauten Mustern folgen, alles, was alternativ an Verhaltensmöglichkeiten im Angebot wäre, wird einfach unterdrückt. Denn jetzt gilt: Safety first, es geht allein ums Überleben. Alle anderen Körperfunktionen, die dafür nicht notwendig sind, werden deshalb heruntergefahren. Das kann auf Dauer auch die Psyche schwer belasten, zu einem Gefühl der Ausweglosigkeit führen und dem Gefühl, dass man an bestimmten stressenden Gegebenheiten nichts ändern kann. Der Weg in die Depression ist auf diese Weise ebenfalls gebahnt.

Nicht umsonst hat die Weltgesundheitsorganisation (WHO) Stress – vor allem den im Beruf – zu einer der größten Gefahren des 21. Jahrhunderts erklärt. Während ein bisschen Stress überhaupt kein Problem darstellt, uns aufmerksam und leistungsbereit macht und dem Leben hin und wieder sogar ein bisschen Würze verleiht, ist das bei Dauerstress etwas ganz anderes. Beruflich und privat ständig „on" zu sein, ist Gift für die Psyche und den Körper.

Wenn Sie das Gefühl haben, dass Ihre Bedürfnisse keine Rolle mehr spielen und Sie sich vom Leben geplagt und gebeutelt fühlen, sollten Sie spätestens jetzt in Ihren Wechseljahren gegensteuern. Denn in dieser Lebensphase verstärkt Stress alle möglichen Symptome von Depression und Stimmungsschwankungen, von Zweifel am eigenen Lebenssinn, Unlust auf Sex und körperliche Nähe, Konzentrationsschwierigkeiten,

Gewichtszunahme, Verdauungsprobleme bis hin zur Schlaflosigkeit. Schließlich reagieren wir durch die schwankenden Spiegel von Progesteron und Östrogen auch noch mal anders auf Stress, ähnlich wie während des Menstruationszyklus mit PMS-Symptomen. Das liegt zum einen daran, dass der Spiegel des „körpereigenen Valiums“ – Progesteron – sinkt und uns damit ein natürliches Beruhigungsmittel fehlt. Stress kann damit alle Symptome, die mit einer Östrogendominanz einhergehen, noch verstärken. Hinzu kommt, dass in den Jahren von der Perimenopause bis zur Postmenopause nach und nach nur noch die Nebennieren und das Bauchfett übrig bleiben, um in geringen Mengen Geschlechtshormone zu produzieren. Hier, in der Nebennierenrinde, werden jedoch auch die Stresshormone ausgeschüttet. Da der Körper bei ständiger Überbelastung aber umprogrammiert wird, fährt auch die Produktion von Sexualhormonen zugunsten der von Cortisol und Adrenalin noch weiter herunter. Wir erinnern uns: Es gilt Safety first. Das verschärft die Situation. Erschöpfung macht sich breit in Form einer tiefen, anhaltenden Müdigkeit. Sie fühlen sich ausgebrannt.

ZEIT NUR FÜR MICH

Jeder neue Lebensabschnitt, so auch die Wechseljahre, ist ein Neuanfang. Nutzen Sie ihn dazu, um sich von alten einengenden Mustern und Strukturen zu befreien und sich über Ihre Bedürfnisse Klarheit zu verschaffen. Horchen Sie auf sich, die Signale Ihres Körpers und Ihrer Gefühle. Das alles sind Stimmen, die gehört werden wollen. Spätestens in ihren Wechseljahren sollte sich jede Frau genügend Zeit für sich nehmen und für sich entdecken, was sie sich in den kommenden Jahren von ihrem Leben wünscht. Und das kann ein richtiger Neuanfang sein. Die folgenden Maßnahmen sind meine Favoriten, wenn es um Entspannung geht und darum, den Wechseljahresstress abzumildern.

Hilfe suchen: Sollten Sie das Gefühl haben, Sie kommen alleine nicht weiter, nehmen Sie professionelle Unterstützung in Anspruch. Das kann Ihr Hausarzt sein, Ihre Frauenärztin, vielleicht auch ein Psychotherapeut oder eine Qigong-Lehrerin. Suchen Sie sich erfahrene

Behandlerinnen und Behandler, die Sie beim Gesundbleiben begleiten. Sie sollten das Gefühl haben, bei ihnen gut aufgehoben zu sein, auch wenn Sie „peinliche“ Fragen haben, und ihnen uneingeschränkt vertrauen. Fühlt es sich nicht richtig an, wechseln Sie lieber noch einmal den Therapeuten oder die Therapeutin. Bereiten Sie sich auf Ihre Arztbesuche vor und notieren Sie sich Ihre Fragen.

Immer mal wieder abschalten: Sie können Ihr Gehirn ganz einfach zur Ruhe kommen lassen, indem Sie gut schlafen. Aber auch im Alltag können Sie abschalten, wenn Sie meditieren oder tagträumen, Gedanken kommen und gehen lassen. So deaktivieren Sie den präfrontalen Cortex, das ist Ihr Arbeitsgedächtnis, das sich ständig um die Lösung von Problemen und um planvolles Handeln kümmert. Konzentrieren Sie sich auf Ihren Körper und Ihre Atmung. So gelingt es, aus dem Auge eines Hurrikans herauszutreten, Ängste loszulassen und trübe Gedanken vorbeiziehen zu lassen. Wenn Sie das regelmäßig üben, sind Sie gut gegen Stress gewappnet. Verschiedene Studien haben gezeigt, dass beim Meditieren der Cortisol- und Blutzuckerspiegel und auch der Blutdruck sinken. Probieren Sie als Einstieg Youtube-Meditations-Videos oder auch Meditations-Bücher und -CDs. In dem Moment, in dem Sie „nichts“ tun, ein schönes Bad nehmen oder eine Runde um den Block laufen, das wissen Neurowissenschaftler, kreiiert Ihr Gehirn spontane Lösungen. Probieren Sie es selbst aus!

Einfach anspannen: Noch einfacher als Meditieren ist die progressive Muskelrelaxation. Dabei spannen Sie nacheinander einzelne Muskelgruppen von Kopf bis Fuß an, lassen wieder locker und spüren dann in die Wirkung hinein. Meistens entsteht ein Gefühl von Wärme durch die bessere Durchblutung im entspannten Körperbereich, auch die Atmung beruhigt sich und der Herzschlag. Die Langzeitfolgen sind ähnlich positiv wie bei der Meditation. Kurse finden Sie bei Volkshochschulen, Ihrer Krankenkasse oder auch online. Andere bewährte Methoden zur Entspannung sind der Bodyscan, autogenes Training, Qigong oder Taijiquan.

Einfach bewegen: Auch das Gegenteil von Ruhe entspannt – Bewegung. Sie ist die natürlichste Reaktion auf Stress. Sie erinnern sich an die Situation mit dem Säbelzahntiger. Schlagen Sie deshalb ruhig mit der Faust auf den Tisch oder stampfen Sie ein paarmal auf. Sie können auch eine Minute auf der Stelle laufen oder hüpfen oder ein paar Treppen hoch- und wieder hinunterlaufen. Abends vielleicht noch ein Spaziergang oder eine Runde auf dem Rad, danach ein entspannendes Bad. So bekommen Sie Ihren Kopf wieder frei.

Musik: Nachweislich baut Musik auf verschiedenen Ebenen Stress ab. Dazu müssen Sie auch nicht unbedingt Meditationsmusik, Walgesängen oder klassischen Violinkonzerten lauschen. Selbst Heavy Metal oder Electro kann laut Experten entspannen, wenn das der Musikstil ist, den Sie mögen. Noch intensiver wirkt allerdings Singen, denn hier beruhigt sich die Atmung von selbst und die Gehirndurchblutung wird angeregt. Deshalb: Musik an, und laut mitgeträllert. Untersuchungen an der Universität Wien (7, 51) zeigten, dass Singen im Chor darüber hinaus noch als emotionales und gemeinschaftliches Ereignis das Wohlbefinden doppelt steigert.

Schönheit entdecken: Begeben Sie sich immer mal wieder an schöne Orte, das kann auch in Ihrer Vorstellung geschehen. Besuchen Sie eine Ausstellung oder einen Park oder wandern Sie um einen Bergsee oder in einem Wald. Oder Sie denken an einen tollen Urlaub oder einen Ort aus der Kindheit, an dem Sie sich wohl- und aufgehoben gefühlt haben. Nehmen Sie diese Plätze mit all Ihren Sinnen wahr und genießen Sie die besondere Schönheit, die Sie umgibt. Vertiefen Sie sich auch in die Lektüre von Bildbänden, Romanen oder Krimis, die Sie an andere Plätze entführen. Versinken Sie einfach in einem Schmöker und lassen Sie sich von niemandem dabei stören.

Neue Visionen: Sie werden wieder offener für häufigere Glücksmomente im Leben, wenn Sie versuchen, Ihre Gedanken neu auszurichten. Die folgenden Fragen können Ihnen vielleicht dabei helfen.

Versuchen Sie, in ein paar ruhigen Minuten Antworten auf die folgenden Fragen zu finden, schreiben Sie sie auf und überprüfen Sie sie immer mal wieder oder ergänzen Sie sie. Denken Sie daran: Sie sind der wichtigste Mensch in Ihrem Leben und auch der einzige, der etwas an Ihrem Leben ändern kann: Was sind meine Werte, meine Ziele und Bedürfnisse? Wohin soll es gehen, wer bin ich und wofür bin ich da? Was macht mir Freude?

EAT, DRINK, LIVE

Essen und Trinken füllen nicht nur den Energiespeicher und stillen den Hunger, sie können uns auch so gut versorgen, dass wir uns weder Sorgen um unsere gute Figur machen müssen noch um irgendwelche Beschwerden. In den großen Heilkunden der Welt, die sich neben der Heilung von Krankheiten auch der Pflege und Erhaltung der Gesundheit verschrieben haben, ist Ernährung oft eine der zentralen Säulen, wie etwa in der Traditionellen Chinesischen Medizin, dem altindischen Ayurveda oder auch der Kneipp'schen Naturheilkunde. Denn genauso, wie eine falsche Ernährungsweise uns krank machen kann und schneller alt werden lässt, so hilft die richtige uns dabei, lange gesund zu bleiben. Das alles ist mittlerweile wissenschaftlich bestens untersucht, weshalb viele Ärztinnen und Ärzte heute ihren Patientinnen und Patienten oft neben Medikamenten auch Ernährungstipps an die Hand geben, wenn es ums Gesundwerden geht.

Mit den Jahren verändern wir uns nicht nur äußerlich, sondern auch innen. Unsere Muskelmasse wird weniger, dafür werden die Fettspeicher größer. Der Körper braucht dann mit den Jahren zwar immer weniger Energie (siehe auch Seite 126), gleichzeitig steigt aber der Bedarf an Nährstoffen. Das liegt daran, dass diese auch aufgrund der hormonellen Veränderungen im Körper nicht mehr so gut aufgenommen werden. Ernährungsmedizinerinnen und -mediziner empfehlen deshalb Lebensmittel mit geringem Energiegehalt, die aber umso mehr mit einer breiten Palette an Nährstoffen punkten. Das sind alles gute

Bekannte in Form von frischen Lebensmitteln – am besten unbelastet von Schadstoffen aus regionaler Produktion und/oder Bio-Qualität – wie Gemüse, Kräuter und Salate, Hülsenfrüchte, Vollkornprodukte, Milchprodukte, dazu wenig mageres Fleisch, Fisch und nicht zu süße Früchte. Fertiggerichte und industriell hergestellte Nahrungsmittel wie Süßkram und Gebäck sowie Fertiggerichte können Sie sich dafür sparen. Sie belasten im Zweifelsfall den Geldbeutel, auch wenn sie praktisch sind, und haben jede Menge Kalorien im Gepäck, dafür sehr wenige Nährstoffe.

WAS SIE JETZT ÜBER IHR ESSEN WISSEN MÜSSEN

Wenn Sie in Ihren Wechseljahren endlich mehr für sich tun wollen, geht das ganz einfach. Auch die Liebe zu sich selbst geht schließlich durch den Magen… Achten Sie einfach jedes Mal, wenn Sie etwas zu sich nehmen, darauf, was Sie essen und trinken. Es sollte Ihnen schmecken und auf allen Ebenen gut tun. Ich empfehle dazu gern eine pflanzenbetonte Ernährung, bei der Sie Fleisch und Wurst sowie Fisch seltener genießen, dafür aber in Top-Qualität, und am besten auf jegliches Fertigfood verzichten.

Dann wären da noch ein paar unverzichtbare Wechseljahres-Basics, die Sie ab sofort und bis zum Ende Ihrer Tage beherzigen sollten: Sie tun viel für sich und Ihre Gesundheit, wenn Sie jeden Tag genügend Eiweiß zu sich nehmen und auf eine ausreichende Kalziumzufuhr achten. Das funktioniert prima, wenn Sie die richtigen Lebensmittel auswählen. Setzen Sie auf Wasser als Durstlöscher und auf antientzündliche Gemüse, Kräuter und Gewürze. Wenn Sie Ihre Mahlzeiten dazu immer abwechslungsreich kombinieren und aus frischen Zutaten zubereiten, die nicht mit Schadstoffen belastet sind, sind Sie normalerweise mit allen Nährstoffen gut versorgt. Ausnahmen bilden bestimmte Beschwerden, wegen denen Sie mehr von speziellen Nährstoffen benötigen. Die folgenden Lebensmittel und Nährstoffe sollten Sie jeden Tag zu sich nehmen, dann freuen sich Ihr Stoffwechsel, Ihre Verdauung, Ihre Muskeln und Knochen und Ihr gutes Aussehen. Wie viel von jedem und in welchem Mix erfahren Sie nun.

LEBENSELIXIER WASSER

Von diesem Lebensmittel, das zu den wichtigsten zählt, brauchen wir täglich 30 Milliliter pro Kilogramm Körpergewicht. Mit den Jahren haben wir allerdings nicht mehr so große Speichermöglichkeiten, auch das Durstgefühl lässt (leider) nach. Deshalb ist es wichtig, dass Sie nicht nur genügend, sondern vor allem auch regelmäßig über den Tag verteilt trinken. Bei Sport und Hitze darf es sogar ein halber Liter mehr sein. Leitungswasser ist in Deutschland überwiegend eine sehr gute Wahl. Alternativ können Sie natürlich auch zu ungesüßten (!) Tees greifen.

Fruchtnektar oder Fruchtsaftgetränke mit Zucker und Fruktose gehören zu den Zuckern, nur eben in flüssiger Form. Und die fördern nicht nur Übergewicht, sondern auch Entzündungen im Körper. Cola-Getränke und andere Softdrinks sind außerdem wegen ihres Phosphatgehalts Knochenräuber und sollten damit tabu sein.

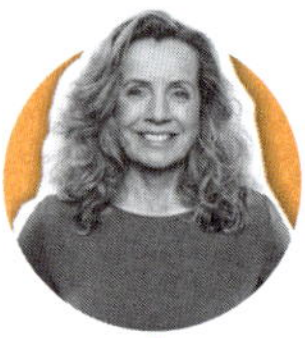

MEINE FAVORITEN

Mineralwasser: Mit mindestens 150 Milligramm Kalzium pro Liter darf Mineralwasser den Hinweis „kalziumhaltig“ auf der Flasche tragen. Der Osteoporose Selbsthilfegruppen Dachverband e.V. empfiehlt als Alternative zu Milch- und Milchprodukten Mineralwasser. Es schneidet in Studien als Kalziumquelle mindestens genauso gut ab wie diese. Da viele Menschen mit den Jahren Milch nicht mehr so gut vertragen, ist das die beste Wahl.

Genug trinken: Trinken Sie ausreichend – eineinhalb bis zwei Liter sind optimal, um den Stoffwechsel und Ihr Gehirn in Schwung zu halten. Außerdem sorgen Sie so für eine gute Befeuchtung Ihrer Schleimhäute und Ihrer Haut. Ihre Verdauung läuft rund, und auch Nieren und Blase können richtig arbeiten. Auf Kaffee, der den Kreislauf anregt, sollten Sie gegebenenfalls verzichten, falls Sie danach schneller schwitzen. Das Gleiche gilt für alkoholische Getränke. Trinken Sie, Glas für Glas, bevor der Durst kommt. Stellen Sie Ihre Getränke deshalb zu Hause oder am Arbeitsplatz immer gut sichtbar ab. Das erinnert Sie ans Trinken. Wenn Sie unterwegs sind, sorgen Sie immer für einen Wasservorrat im Auto oder in der Handtasche, besonders im Sommer. Stylish sind zum Beispiel Glaskaraffen oder Design-Trinkflaschen – als schöner Anblick steigern sie auch Ihre Trinkmotivation.

Grüner Tee: Er kurbelt den Stoffwechsel an, und die Antioxidanzien in diesem kalorienfreien Wachmachergetränk wirken außerdem zellschützend.

Zitronenwasser: Ebenfalls empfehlenswert und kühlend, falls Ihnen von Heißgetränken schnell zu warm werden sollte, ist Wasser mit frischem Zitronensaft. Das darin enthaltene Vitamin C verbessert auch die Aufnahme des Spurenelements Eisen, das wichtig für den Sauerstofftransport im Blut ist.

MUSKELMACHER UND KNOCHENFUTTER EIWEISS

Proteine stecken in vielen tierischen Lebensmitteln wie Ei, Käse, Fleisch oder Fisch, aber auch in Sojabohnen oder Lupinen, Linsen, Erbsen und Bohnen. Weil Eiweiß genauso wie Fett so gut sättigt – im Gegensatz zum dritten Hauptnährstoff Kohlenhydrate –, dabei aber weniger Energie liefert, ist es oft Hauptbestandteil vieler Diäten. Eiweiß aus tierischen Quellen hat mehr wichtige Eiweißbausteine (Aminosäuren) im Gepäck als pflanzliches. Außerdem ähnelt es Ihrem eigenen Körpereiweiß mehr, deshalb ist es besser verwertbar als das aus Hülsenfrüchten oder Getreide. Dafür sind Pflanzenproteine viel gesünder, und als Plus auf dem Teller gibt es auch noch Ballaststoffe und zellschützende Mineralien und Vitamine sowie Pflanzenstoffe.

Ihre Muskeln und Knochen, Ihr Gewebe, Hormonhaushalt, Immunsystem und Blut brauchen Proteine, und zwar jeden Tag, denn sie können es nicht speichern. In den Wechseljahren sollten Sie ganz besonders auf eine gute Eiweißversorgung achten, ideal sind jetzt 1,2 Gramm pro Kilogramm Körpergewicht. Proteine sorgen dafür, dass Sie Ihre Muskelmasse erhalten (sofern Sie sie auch gut beschäftigen). Das erhält Ihre Kraft, schützt Sie bei Stürzen und Verletzungen und stärkt auch Ihre Knochen. Eiweiß ist außerdem wichtig für die Elastizität und Spannkraft der Haut.

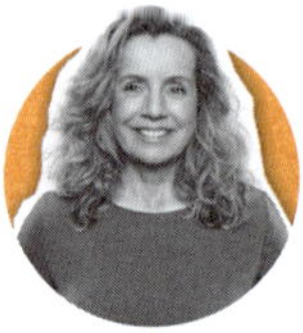

MEINE FAVORITEN

Anti-Aging-Hülsenfrüchte: Expertinnen und Experten empfehlen, bei der Eiweißversorgung zu zwei Dritteln auf Hülsenfrüchte zu setzen, maximal ein Drittel des Nahrungsproteins sollte aus Eiern, Fisch oder Fleisch stammen. Oder, wenn Sie ganz auf tierische Lebensmittel verzichten möchten, auf andere pflanzliche Eiweißquellen wie Getreide. Verarbeitetes Fleisch sollten Sie Ihrer Gesundheit zuliebe links liegen lassen, Geflügel und Fisch dagegen eher auf dem Teller landen als Schweine-, Rind- oder Lammfleisch. Ausnahme: Wildfleisch mit seinem günstigen Fettsäurenmuster. Erwiesenermaßen verlängert Pflanzeneiweiß die Lebenserwartung, tierisches Eiweiß hingegen nicht. Tipp: Weil nicht alle Aminosäuren, die wir brauchen, auch in allen Pflanzen vorkommen, sollten Sie immer darauf achten, dass Sie viele unterschiedliche Hülsenfrüchte, Getreide und Gemüse essen.

Die besten Acht: In 100 Gramm Sojaflocken stecken 40 Gramm Proteine, in der gleichen Menge Parmesan 38 Gramm, in Hanfsamen sind es 37 Gramm, in Kürbiskernen 35,5 Gramm, in Mandeln 18,7 Gramm, in Tempeh 20 Gramm, in Nudeln aus Hülsenfrüchten 23 Gramm und in Magerquark 13 bis 14 Gramm.

Bio ist besser: Eier, Milch, Fleisch und Geflügel sollten aus artgerechter Haltung stammen, und Fisch aus Bio-Aufzucht oder aus anerkannt nachhaltiger Fischerei. Das ist nicht nur gut für das ökologische Gewissen, sondern auch für Ihre Gesundheit, da Sie so sicher sein können, dass keine Medikamente, Wachstumsverstärker oder Chemikalien auf Ihrem Teller landen.

GESUNDMACHER-FETTE

Auch sie sollten in keiner Mahlzeit fehlen. Schon lange gekippt ist die Behauptung, dass Fett fett mache. Trotzdem ist es in den Wechseljahren wichtig, dass Sie fettbewusst essen, um Ihr Herz und die Blutgefäße zu schützen. Nach der Menopause sinkt aufgrund des Östrogenrückgangs der Spiegel des schützenden HDL-Cholesterins im Blut, wohingegen das schlechte LDL-Cholesterin steigt. Auch ein gesundes

Gewicht ist wichtig, weil Bauchfettgewebe eben seine sehr ungesunde Wirkung entfalten kann. Natürlich sind Pflanzenöle, Butter und Fett aus Fisch und Fleisch kalorienreich, trotzdem brauchen Sie Fette, um gesund zu bleiben. Sie haben genau wie Eiweiß Sonderfunktionen im Körper, weil sie Bauteile für Zellen und Hormone liefern, die inneren Organe schützen und dabei helfen, fettlösliche Vitamine wie A, D, E und K aufzunehmen, die wichtig fürs Immunsystem und die Knochen sind. Studien haben gezeigt, dass Menschen, die auf eine gesunde Fettzufuhr achten (und die Menge im Blick behalten), schlanker sind als die, die auf Fett verzichten und dafür zu mehr Kohlenhydraten aus Nudeln, Brot oder Kartoffeln greifen.

Am wertvollsten sind einfach ungesättigte Fettsäuren aus Nüssen (Mandeln, Haselnüsse, Walnüsse oder Cashews), mehrfach ungesättigte Fettsäuren aus Meeresfischen, Speisealgen, Lein- oder Sojaöl und nicht zu vergessen die hochgesunde Ölsäure von Olivenöl. Diese Fette schützen das Herz und die Gefäße sowie das Gehirn und wirken positiv auf die Verdauung. Zwei Esslöffel Leinöl, gern zusammen mit einer eiweißreichen Mahlzeit eingenommen (zum Beispiel im Müsli mit Joghurt und Quark), decken den täglichen Omega-3-Fettsäurenbedarf eines Erwachsenen. Insgesamt brauchen Sie täglich 60 bis 90 Gramm Fette aus Pflanzenölen (Oliven-, Lein-, Walnuss- oder Rapsöl), Milch und Milchprodukten (Quark, Joghurt, Butter aus Weidemilch) und ein- bis zweimal pro Woche Seefisch wie Hering, Makrele und Lachs.

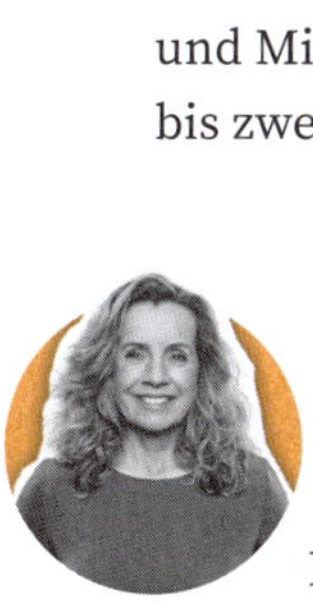

MEINE FAVORITEN

Leinöl: Klassisches Leinöl ist Ihnen zu bitter? Dann probieren Sie doch mal aromatisierte Sorten mit Himbeere, Zimt und Kurkuma. Die Hersteller werben mit einem speziellen 3D-Filtrationsverfahren, das Omega-3-reiches Öl entbittert.

Algenöl: In der pflanzlichen Alternative zu Omega-3-Fettsäuren aus Fisch oder Fischöl stecken anders als in Walnuss-, Lein- oder Rapsöl nicht nur Alpha-Linolensäure (ALA), sondern auch die Fettsäuren DHA und EPA. Die sind ebenfalls wichtig für die Gesundheit, denn sie verbessern die Fließeigenschaften des Bluts, senken den Blutdruck, hemmen Entzündungen und beeinflussen den Fettstoffwechsel positiv. Wichtig: Weniger ist hier mehr! Bitte folgen Sie immer den Anwendungsempfehlungen auf der Verpackung.

Omega-3-Index: Die Omega-3-Fettsäuren DHA und EPA zählen zu den lebenswichtigen Bestandteilen in unserer Ernährung. Gehirn, Augen und Nerven brauchen sie. Außerdem wirken sie entzündungshemmend und helfen dem Immunsystem. Darüber hinaus regulieren DHA und EPA die Blutfette sowie den Blutdruck. Deshalb sind sie auch so wichtig zur Vorbeugung von Herz-Kreislauf-Erkrankungen wie Arteriosklerose, Herzinfarkt oder Schlaganfällen. Sie können in Ihrer Apotheke checken lassen, wie es um Ihren Omega-3-Index bestellt ist. Dazu wird eine Blutprobe aus dem Finger entnommen, ähnlich wie bei einem Blutzuckertest. Das kostet zwischen 50 und 60 Euro. Nach aktuellen wissenschaftlichen Erkenntnissen sollten Sie einen Index von acht bis zwölf Prozent anstreben, um von der schützenden Omega-3-Wirkung profitieren zu können.

MIT AUGENMASS: KOHLENHYDRATE

Die besten Erfahrungen in der ernährungsmedizinischen Praxis wurden gemacht mit einer Ernährungsweise, die den Blutzucker nach dem Essen nicht so rasch ansteigen lässt. Ende der 1990er-Jahre wurde dieses Konzept nach dem „Low Glycemic Index“ (dem niedrigen glykämischer Index/GLYX) von Ernährungsmedizinern der Harvard Universität vorgelegt und von dem Deutschen Nicolai Worm als LOGI-Methode weiterentwickelt. Dabei werden kohlenhydrathaltige Lebensmittel danach eingeteilt, wie schnell der Blutzucker steigt (Glykämischer Index/GI und Glykämische Last/GL).

Zucker gibt es in verschiedenen Formen: als Einfachzucker aus Früchten (Traubenzucker/Glukose und Fruchtzucker/Fruktose), aus Gemüse (Fruktose und/oder Glukose) oder auch Milch und Milchprodukten (Milchzucker/Laktose). Lebensmittel mit schnellen Zuckern lassen den Blutzucker rapide ansteigen und auch wieder abfallen. Sie halten nicht lange satt. Einfach- und Zweifachzucker finden sich außerdem mehr oder wenig gut versteckt in Süßigkeiten, süßen Getränken, Gebäck, Honig, aber auch in Konserven, deren Inhalt gar nicht süß schmeckt, wie etwa Essiggurken oder Tomaten, in vielen Fertiggerichten und Würzsaucen wie Ketchup.

Die gesündesten Zucker sind die langkettigen. Sie stecken in Getreide und Getreideprodukten, in Hülsenfrüchten und in Kartoffeln. Diese Zucker lassen den Blutzucker- und Insulinspiegel langsam ansteigen. Vollkornprodukte und Kartoffeln sollten Sie trotzdem in kleineren Portionen genießen. Gelegentlich können Sie natürlich auch Weißmehlprodukte, ein Dessert oder etwas Süßes essen. Strikte Verbote sind bei einer ausgewogenen und gesunden Ernährung verboten, die machen nämlich nur Lust auf mehr …

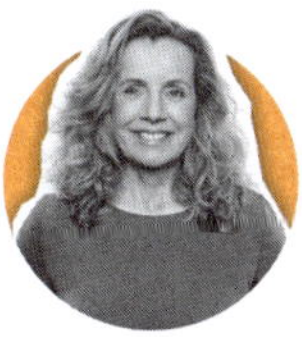

MEINE FAVORITEN

Mittelmeer-Ernährung Wenn Sie so essen wie in Italien, Spanien, Frankreich, Portugal oder Israel üblich, vermeiden Sie starke Blutzuckerschwankungen, und Ihr Insulinspiegel bleibt im Gleichgewicht. In den Küchen der Länder rund ums Mittelmeer gibt es Nudeln, Kartoffeln & Co. nur als kleine Zwischengerichte oder Beilagen. Ansonsten punkten diese Länderküchen mit Pflanzlichem auf dem Teller (Gemüse, Salate und Kräuter; Linsen, Bohnen, Kichererbsen, Erbsen; frische Früchte), gesunden Fetten (Olivenöl und Nüsse), dazu wenig Fisch und Fleisch. Auch die asiatische Ernährungsweise passt zu diesem Konzept.

Gemüse satt: Von Salat, Tomaten, Zucchini, Blumen- und Rosenkohl oder Brokkoli dürfen Sie ohne Bedenken so viel genießen, wie Ihnen schmeckt. Das gilt für alle stärkearmen Gemüsesorten. Gemüse dagegen, die stärkereich sind, wie etwa Kartoffeln, Bohnen, Erbsen und Mais, sollten mengenmäßig weniger ausmachen, außer Sie sind zufrieden mit Ihrer Figur und machen viel Sport. Dann verbrennen Sie mehr Zucker. Idealerweise haben Sie jeden Tag 400 Gramm Gemüse und 200 Gramm Obst auf dem Teller, verteilt auf zwei bis drei Hauptmahlzeiten. Das bekommen Sie gut hin, indem Sie morgens den halben Teller für (nicht zu süßes) Obst reservieren und mittags und abends den halben Teller für Gemüse und Salat. Von den früher empfohlenen fünf Mahlzeiten am Tag ist man längst abgekommen, da auch Gemüse und Obst den Blutzucker ansteigen lassen und so der Blutzucker- und Insulinspiegel aus dem Lot gerät.

Ballaststoffe: Die Deutsche Gesellschaft für Ernährung (DGE) empfiehlt täglich 30 Gramm Faserstoffe aus Getreide, Gemüse, Nüssen, Samen, Hülsenfrüchten und Obst. In den Wechseljahren ist das besonders wichtig, da ja bei vielen Frauen die Verdauung träger wird und auch zum Schutz vor Darmkrebs. Ballaststoffe werden größtenteils unverdaut ausgeschieden. Trotzdem sind sie lebenswichtig, denn sie füttern die Darmbakterien (Mikrobiom) und fördern die Darmbewegung. Außerdem wirken sie sich positiv auf Ihre Blutfette sowie die Cholesterinwerte aus und lassen den Blutzuckerspiegel nur langsam ansteigen. Dadurch und weil sie im Verdauungstrakt durch die Einlagerung von Wasser aufquellen, sorgen sie dafür, dass ein Essen lange satt hält. Fangen Sie gleich beim Frühstück damit an: Haferflocken bieten einen guten Mix aus langsamen Kohlenhydraten, pflanzlichem Eiweiß, ungesättigten Fettsäuren und Ballaststoffen.

Cholesterinsenker: Wenn Sie Ihren Gefäßen und Ihrem Herzen etwas Gutes tun wollen, mischen Sie morgens drei Esslöffel Haferkleie in Ihr Frühstück. Das darin enthaltene Beta-Glucan senkt nach drei bis sechs Wochen nachweislich den Cholesterinspiegel um bis zu 15 Prozent.

GEHEIMWAFFE MIKRONÄHRSTOFFE

Unsere Nahrung muss neben den essenziellen Amino- und Fettsäuren sowie Ballaststoffen auch Vitamine, Mineralstoffe und Spurenelemente sowie sekundäre Pflanzenstoffe enthalten. Sie alle müssen in einer bestimmten Mindestmenge in der Nahrung vorhanden sein. Obwohl wir nur winzige Mengen benötigen, sind diese Substanzen unentbehrlich für bestimmte Stoffwechselprozesse sowie für die Zellerneuerung. Stecken zu wenige dieser Mikronährstoffe in Ihrer Nahrung, kann dies zu Mangelerscheinungen führen – und Eiweiß, Fette und Kohlenhydrate können nicht richtig verwertet werden. Wenn Sie reichlich Gemüse, Kräuter, Hülsenfrüchte, Getreide sowie gesunde Fette essen und frische Gewürze in Ihrer Küche verwenden, sind mit Mikronährstoffen in der Regel gut versorgt. Besonders wichtig sind die, die Ihre Zellen schützen. Entzündungshemmend wirken sekundäre Pflanzenstoffe aus verschiedenen Gemüsesorten, Omega-3-Fettsäuren und bestimmte Gewürze wie etwa Kurkuma. Die besten auf einen Blick:

- Vitamin C aus Bärlauch, Blumenkohl, Brokkoli, Gartenkresse, Fenchel, Grünkohl, Hagebutten, Kohlrabi, Meerrettich, Paprikaschoten, Petersilie, Rosenkohl, Rotkohl, Sanddorn, Kiwi, schwarzen Johannisbeeren, Spinat und Zitrusfrüchten
- Vitamin E aus Avocado, Pflanzenölen (Weizenkeimöl ist der Spitzenreiter), Leinsamen, Haselnüssen, Mandeln, Pinienkernen, Sonnenblumenkernen, Weizenkeim- sowie Mungbohnensprossen, fetter Seefisch und Süßkartoffeln
- Curcumin aus Kurkuma (Gelbwurz) oder Currypulver
- Polyphenole (Resveratrol, Flavonoide, Anthocyane) aus rotem, blauem oder violettem Obst wie Blaubeeren, Brombeeren, Himbeeren, Pflaumen, Äpfeln, Kirschen; aus Gemüse wie Artischocken, Chicorée, roten Zwiebeln, Spinat; aus Haselnüssen, Walnüssen, Mandeln, Pekannüssen, Oliven und Soja; aus schwarzem und grünem Tee, Kaffee, rohem Kakao, Rotwein
- Carotinoide aus Süßkartoffeln, Möhren, Paprikaschoten, Roter Bete, Kürbis, Tomaten, Papaya, Grünkohl, Spinat, Brokkoli
- Capsaicin aus Chili- und Paprikaschoten sowie Cayennepfeffer
- Bromelain aus Ananas
- Sulfide aus Knoblauch und Zwiebeln
- Magnesium, Zink, Eisen, Selen aus dunklem Kakao, Hülsenfrüchten, Mandeln, Paranüssen, Sesamsamen, Vollkorngetreide, Kürbiskernen, dunkelgrünem Blattgemüse, Beeren und Lachs

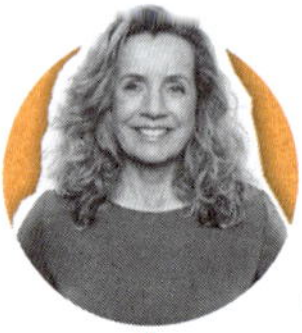

MEIN FAVORIT

Kurkuma: Alle Entzündungshemmer sind natürlich gut für Sie. Der Star heißt aber Kurkuma! Das Pulver aus Gelbwurz regt den Stoffwechsel an und hilft bei der Fettverbrennung, die Verdauung wird angeregt und der Magen beruhigt, die Gehirnleistungen bessern sich genauso wie das Hautbild, der Cholesterinspiegel sinkt, Entzündungen werden gelindert und das Immunsystem wird gestärkt. Empfohlene Dosis: 1 Teelöffel (3 Gramm) pro Tag.

HORMONE ZUM ESSEN?

Auf der Suche nach nebenwirkungsfreien Alternativen für den Hormonersatz haben die Phytoöstrogene eine gewisse Berühmtheit erlangt. Bei dieser Form der Östrogene handelt es sich um Pflanzenstoffe, die den Geschlechtshormonen von der Struktur her ähneln. Sie sind aber wesentlich schwächer wirksam. Dass die „pflanzlichen Geschlechtshormone“ so populär wurden, liegt daran, dass Hitzewallungen, Herz-Kreislauf-Erkrankungen, Osteoporose und östrogenabhängige Krebsarten bei Frauen in asiatischen Ländern im Vergleich zu denen aus westlichen Industrieländern seltener auftreten. In der traditionellen (süd-)ostasiatischen Kost wie in Japan, China oder Thailand ist der Anteil an Phytoöstrogenen hoch, weil hier tagtäglich Soja in seinen verschiedenen Darreichungsformen auf den Tisch kommt. Deshalb wurden zahlreiche Studien zur Wirkung der vielseitigen Bohne wie auch von anderen Phytoöstrogenquellen designt.

Drei Gruppen – Isoflavone, Lignane und Coumestane – ähneln in Struktur und Funktion dem 17-beta-Östradiol (siehe Seite 40). Aktuell geht man davon aus, dass Lignane und Isoflavone die für den Stoffwechsel wichtigsten Phytoöstrogene sind. Coumestane kommen in unserer Ernährung kaum vor. Isoflavone stammen aus Sojabohnen und deren Produkten (Tofu, Tempeh, Miso usw.), Lignane vor allem aus Leinsamen und in geringeren Konzentrationen auch aus Sonnenblumen- und Kürbiskernen. Außerdem kommen Phytoöstrogene in Hülsenfrüchten (Linsen, Bohnen, Erbsen, Kichererbsen), Getreidekleien, Vollkorngetreide, Hopfen, Salbei und einigen alkoholischen

Getränken wie Bier und Wein sowie in geringeren Mengen auch in vielen Gemüse- und Obstsorten vor.

Forscherinnen und Forscher wissen heute aber, dass sich die in Südostasien beobachteten Effekte einer phytoöstrogenreichen Ernährung auf Wechseljahresbeschwerden nicht allein mit Tofu & Co. erklären lassen. Im Vergleich zu Europa isst die Bevölkerung in Fernost traditionell auch weniger Fleisch, weniger Milchprodukte – und damit weniger tierische Fette –, dafür mehr Gemüse, Algen und Fisch. Außerdem sind viele Asiatinnen schlank und leben nach der einfachsten Diät der Welt: „Hara hachi bu". Das bedeutet so viel wie: Iss nur so viel, bis dein Magen zu 80 Prozent gefüllt ist. Dieses Rezept soll auch der Grund dafür sein, warum die Bewohnerinnen und Bewohner auf der japanischen Insel Okinawa die höchste Lebenserwartung haben.

Zum Nachschlagen

BÜCHER DER AUTORINNEN

Dr. med. Daniela Paepke / Anna Cavelius: Beschwerdefrei durch die Krebstherapie. GU

Anna Cavelius: Der Diät-Kompass. Was die Wissenschaft über das Abnehmen weiß. 50 Diäten im Vergleich. Riva

Dr. med. Franziska Rubin / Anna Cavelius: 7 Minuten am Tag – endlich gesünder leben. Knaur

Dr. med. Franziska Rubin / Anna Cavelius: Die bessere Medizin für Frauen. Ganzheitlich und individuell – der Schlüssel zu Ihrer Gesundheit. Knaur

Prof. Dr. med. Bernd Kleine-Gunk / Anna Cavelius: Entspannt durch die Wechseljahre. Beschwerdefrei dank der neuen Hormontherapien. GU

Dr. med. Kurt Mosetter / Anna Cavelius: Zuckerkrankheit Alzheimer. Riemann

Amiena Zylla / Anna Cavelius: Yoga für einen flachen Bauch. Das Übungs- und Ernährungsprogramm. GU

EMPFEHLENSWERTE BÜCHER AUS DEM ZS VERLAG

Dr. Helge Riepenhof / Holger Stromberg (mit Anna Cavelius): Stark gegen Schmerzen. Die besten Rezepte und Übungen gegen Arthrose und Gelenkschmerzen

Dr. Helge Riepenhof / Holger Stromberg (mit Anna Cavelius): Gemeinsam gegen Osteoporose. Unsere besten Rezepte und Übungen für starke Knochen

Dr. med. Christiane Northrup: Weisheit der Wechseljahre. Selbstheilung, Veränderung und Neuanfang in der zweiten Lebenshälfte

Die Ernährungs-Docs: Mein Ernährungstagebuch

ZUM WEITERLESEN

1 Anglin, R. et al.: Vitamin D deficiency and depression in adults: systematic review and meta-analysis, *British Journal of Psychiatry,* 2013, Volume 202, Issue 2, S. 100–107
doi: 10.1192/bjp.bp.111.106666

2 Annual Meeting US Endocrine Society, San Diego, Juni 2010

3 Arnot M., Mace, R.: Sexual frequency is associated with age of natural menopause: results from the Study of Women's Health Across the Nation, *Royal Society Open Science,* 2020, Volume 7, Issue 1
doi: 10.1098/rsos.191020

4 Beral V.: Breast cancer and hormone-replacement therapy in the Million Women Study, Million Women Study Collaborators, *The Lancet,* 2003, Volume 362, Issue 9382, S. 419–427
doi: 10.1016/S0140-6736(03)14065-2

5 Beral V.: Endometrial cancer and hormone-replacement therapy in the Million Women Study, Million Women Study Collaborators *The Lancet,* 2005, Volume 365, Issue 9470, S. 1543–1551
doi: 10.1016/S0140-6736(05)66455-0

6 Bhavnani, B.: Women's Health Initiative Study, *Journal of Obstetrics and Gynaecology Canada,* 2002, Volume 24, Issue 9, S. 689–690

7 Biegl, Thomas: Glücklich singen – singend glücklich? Gesang als Beitrag zum Wohlbefinden. Serotonin, Noradrenalin, Adrenalin, Dopamin und Beta-Endorphin als psychophysiologische Indikatoren, Diplomarbeit zur Erlangung des akademischen Grades Magister der Naturwissenschaftenan der Fakultät für Psychologie der Universität Wien, Oktober 2004

8 Bjarnason, N. H. et al.: Tibolone: influence on markers of cardiovascular disease, *The Journal of Clinical Endocrinology and Metabolism,* 1997, Volume 82, Issue 6, S. 1752–1756
doi: 10.1210/jcem.82.6.3995

9 Brooks, A., Lack, L.: A Brief Afternoon Nap Following Nocturnal Sleep Restriction: Which Nap Duration is Most Recuperative? *Sleep,* 2006, Volume 29, Issue 6, S. 831–840
doi: 10.1093/sleep/29.6.831

10 Bruckmann, C.: Menopause im Mund – Gibt es das überhaupt? *ZWP spezial,* 2017, 11, S. 10–13

11 Cherkas L. F. et al.: The Association Between Physical Activity in Leisure Time and Leucocyte Telomere Length, *Archives of Internal Medicine,* 2008, Volume 168, Issue 2, S. 154–158
doi: 10.1001/archinternmed.2007.39

12 Choi, I. Y et al.: A Diet Mimicking Fasting Promotes Regeneration and Reduces Autoimmunity and Multiple Sclerosis Symptoms, *Cell Reports,* 2016, Volume 15, Issue 10, S. 2136–2146
doi: 10.1016/j.celrep.2016.05.009

13 Collaborative Group on Hormonal Factors in Breast Cancer: Type and timing of menopausal hormone therapy and breast cancer risk: individual participant metaanalysis of the worldwide epidemiological evidence, *The Lancet,* 2019, Volume 394, Issue 10204, S. 1159–1168
doi: 10.1016/S0140-6736(19)31709-X

14 DGGG, OEGGG, SGGG: Leitlinie Peri- und Postmenopause – Diagnostik und Interventionen (AWMF Nr. 015-062), Stand 01.01.2020

15 de Villiers T. J. et al: Updated 2013 International Menopause Society recommendations on menopausal hormone therapy and preventive strategies for midlife health, *Climacteric,* 2013, Volume 16, Issue 3, S. 316–337
doi: 10.3109/13697137.2013.795683

16 Donath F. et al.: Critical Evaluation of the Effect of Valerian Extract on Sleep Structure and Sleep Quality, *Pharmacopsychiatry,* 2000, Volume 33, Issue 2, S. 47–53
doi: 10.1055/s-2000-7972

17 Dorn, M.: Wirksamkeit und Verträglichkeit von Baldrian versus Oxazepam bei nichtorganischen und nichtpsychiatrischen Insomnien: Eine randomisierte, doppelblinde klinische Vergleichsstudie, *Forschende Komplementärmedizin und klassische Naturheilkunde,* 2000, Band 7, Heft 2, S. 79–84
doi: 10.1159/000021314

18 Dr. Kade/Besins Pharma GmbH: Schlafstörungen bei postmenopausalen Frauen: Natürliches Progesteron wirkt Schlaf fördernd
www.presseportal.de/pm/36090/771831

19 Edgren, R. A.: Progestagens. In: Givens, J. (Hg.), Clinical uses of steroids, Chicago: Yearbook; 1980: 1 Edwards, D. P.: Regulation of signal transduction pathways by estrogen and progesterone, *Annual Review of Physiology,* 2005, Volume 67, S. 335–376
doi: 10.1146/annurev.physiol.67.040403.120151

20 Edwards, D. P.: Regulation of signal transduction pathways by estrogen and progesterone, *Annual Review of Physiology,* 2005, Volume 67, S. 335–376
doi: 10.1146/annurev.physiol.67.040403.120151

21 Ekelund, U. et al.: Dose-response associations between accelerometry measured physical activity and sedentary time and all cause mortality: systematic review and harmonised meta-analysis, *BMJ,* 2019, 366:14570
doi: 10.1136/bmj.l4570

22 El Khoudary, S. R. et al.: Patterns of menstrual cycle length over the menopause transition are associated with subclinical atherosclerosis after menopause, *Menopause,* 2022, Volume 29, Issue 1, S. 8–15
doi: 10.1097/GME.0000000000001876

23 Field, T. et al.: Massage Therapy Reduces Anxiety and Enhances EEG Pattern of Alertness and Math Computations, *International Journal of Neuroscience,* 1996, Volume 86, Issue 3-4, S. 197–205
doi: 10.3109/00207459608986710

24 Field, T. et al.: Cortisol decreases and serotonin and dopamine increase following massage therapy, *International Journal of Neuroscience,* 2005, Volume 115, Issue 10, S. 1397–1413
doi: 10.1080/00207450590956459

25 Filippini, T. et al.: Green tea (Camellia sinensis) for the prevention of cancer, Cochrane Database of Systematic Reviews, 2020, Issue 3, Art. Nr.: CD005004
doi: 10.1002/14651858.CD005004.pub3

26 Gibson, C. J. et al.: Cortisol dysregulation is associated with daily diary-reported hot flashes among midlife women, *Clinical Endocrinology,* 2016, Volume 85, Issue 4, S. 645–651
doi: 10.1111/cen.13076

27 Grillitsch, A., Jenull, B: 50+ und der Traum vom jugendlichen Aussehen, *Journal für Psychologie,* 2015, Band 23, Nr. 1

28 Grzegorek, K.: Akne im Erwachsenenalter. Forever young? In: *Hautecke,* 2014, Ausgabe 2, S. 30.

29 Gudermann, T: Endokrinpharmakologie. In: Leidenberger, F. A., Strowitzki, T., Ortmann, O. (Hg.): Klinische Endokrinologie für Frauenärzte, Berlin, Heidelberg, New York: Springer, 5. Aufl., 2014, S. 619–651
doi: 10.1007/978-3-642-38043-3

30 Jansen, T. et al.: Acne tarda. In: *Der Hautarzt. Zeitschrift für Dermatologie, Venerologie und verwandte Gebiete,* 2013, Volume 64, Issue 4, S. 241–251
doi: 10.1007/s00105-012-2458-0

31 Jansen, T.: Akne der erwachsenen Frau – Pathogenese und Therapie, 2014
docplayer.org/12380951-2-klinisches-bild-der-akne-im-erwachsenenalter.html

32 Jarrell, J., Arendt-Nielsen, L. : Evolutionary considerations in the development of chronic pelvic pain, *American Journal of Obstetrics and Gynecology,* 2016, Volume 215, Issue 2, S. 201 E1–201 E4
doi: 10.1016/j.ajog.2016.05.019

33 Lobo, R. A.: Where are we 10 years after the Women's Health Initiative? *The Journal of Clinical Endocrinology & Metabolism,* 2013, Volume 98, Issue 5, S. 1771–1780
doi: 10.1210/jc.2012-4070

34 Macías-Cortés et al: Individualized Homeopathic Treatment and Fluoxetine for Moderate to Severe Depression in Peri- and Postmenopausal Women (HOMDEP-MENOP Study): A Randomized, Double-Dummy, Double-Blind, Placebo-Controlled Trial, PLOS ONE, 2015, 10(3):e0118440
doi: 10.1371/journal.pone.0118440.

35 Manson, J. E. et al.: Menopausal Hormone Therapy and Long-term All-Cause and Cause-Specific Mortality: The Women's Health Initiative Randomized Trials, *JAMA,* 2017, Volume 318, Issue 10, S. 927–938
doi:10.1001/jama.2017.11217

36 Marinac, C. R. et al.: Prolonged Nightly Fasting and Breast Cancer Prognosis, *JAMA Oncology,* 2016, Volume 2, Issue 8, S. 1049–1055
doi: 10.1001/jamaoncol.2016.0164

37 Mena, G. P. et al.: Prospective associations between physical activity and BMI with irregular periods and heavy menstrual bleeding in a large cohort of Australien women, *Human Reproduction,* 2021, Volume 36, Issue 6, S. 1481–1491
doi: 10.1093/humrep/deab055

38 Mitchell, E. S., Woods, N. F. : Depressed mood during the meno-pausal transition: is it reproductive aging or is it life?, *Womens Midlife Health* 3, 2017, 11
doi: 10.1186/s40695-017-0030-x

39 Myrskylä, M., Margolis, R.: Happiness: Before and After the Kids, *Demography* 51, 2014, S. 1843–1866
doi: 10.1007/s13524-014-0321-x

40 Neves e Castro, M. et al.: EMAS position statement: The ten point guide to the integral management of menopausal health, *Maturitas,* 2015, Volume 81, Issue 1, S. 88–92
doi: 10.1016/j.maturitas.2015.02.003

41 Pontzer, H. et al.: Daily energy expenditure through the human life course, *Science,* 2021, Volume 373, Issue 6556, S. 808–812
doi: 10.1126/science.abe5017

42 Robert Bosch Stiftung (Hg.): Altersbilder in anderen Kulturen. Studie in der Reihe „Alter und Demographie“, 2009
www.bosch-stiftung.de/dc/publikation/altersbilder-anderen-kulturen

43 Sacher, J. et al.: Wie beeinflussen Sexualhormone Gehirn und Verhalten? Forschungsbericht 2016, Max-Planck-Institut für Kognitions- und Neuro-wissenschaften
www.mpg.de/11092376/mpi_cbs_jb_2016

44 Shadyab, A. H. et al.: Ages at menarche and menopause and reproductive lifespan as predictors of exceptional longevity in women: the Women's Health Initiative, *Menopause,* 2017, Volume 24, Issue 1, S. 35–44
doi: 10.1097/GME.0000000000000710

45 Starker, A. et al.: Early detection of breast cancer: the utilization of mammography in Germany, *Journal of Health Monitoring,* 2017, Volume 2, Issue 4, S. 69–75
doi: 10.17886/RKI-GBE-2017-125

46 Streicher, C. et al.: Estrogen Regulates Bone Turnover by Targeting RANKL Expression in Bone Lining Cells, *scientific reports* 7, 2017, 6460
doi: 10.1038/s41598-017-06614-0

47 Strowitzki, T.: Sexualhormone. In: Schwabe, U., Paffrath, D., Ludwig, W.-D, Klauber, J. (Hg.): Arzneiverordnungs-Report 2017, Berlin, Heidelberg, New York: Springer, 2017, S. 723–737

48 Sutton-Tyrrell, K. et al.: Study of Womens' Health Across the Nation (SWAN): Baseline Dataset, [United States], 1996–1997 (ICPSR 28762)
doi: 10.3886/ICPSR28762.v5

49 The North American Menopause Society: The 2017 hormone therapy position statement, *Menopause,* 2017, Volume 24, Issue 7, S. 728–753
doi: 10.1097/GME.0000000000000921

50 Trevisan, C. et al.: Marital Status and Frailty in Older People: Gender Differences in the *Progetto Veneto Anziani* Longitudinal Study, *Journal of Women's Health,* 2016, Volume 25, Issue 6, S. 630–637
doi: 10.1089/jwh.2015.5592

51 Vanecek, E. et al.: Psycho-physiologische Forschungsbeiträge zur Musikwirkung, *Musik-, Tanz- und Kunsttherapie,* 2006, Jahrgang 17, Heft 2, S. 96–107
doi: 10.1026/0933-6885.17.2.96

52 White, R. E. et al.: Estrogen and vascular function, *Vascular Pharmacology,* 2002, Volume 38, Issue 2, S. 73–80
doi: 10.1016/s0306-3623(02)00129-5

53 Witte, A. V. et al.: Caloric restriction improves memory in elderly humans, *Proceedings of the National Academy of Sciences (PNAS),* 2009, Volume 106, Issue 4, S. 1255–1260
doi: 10.1073/pnas.0808587106

54 Workshop Nr. 5/AGER, SMG – Einsatzmöglichkeiten von Progesteron, Jahreskongress der SGGG, 28.–30.6.2017, Lausanne

55 Yager, J. D., Davidson, N. E.: Mechanisms of Disease: Estrogen Carcinogenesis in Breast Cancer, *New England Journal of Medicine,* 2006, Volume 354, Issue 3, S. 270–282
doi: 10.1056/NEJMra050776

56 Zouboulis, C. C., Bornstein, S. R.: Haut und Hormone: Aktuelles aus der Dermato-Endokrinologie, *Deutsche Medizinische Wochenschrift,* 2013, Volume 138, Ausgabe 31/32, S. 1561–1563
doi: 10.1055/s-0033-1343297

Wir danken …

Anna, danke! Ich freue mich so über unser zweites gemeinsames Buch, danke für deine flotte, kundige Schreibe.

Robert, vielen Dank fürs Probelesen – und das, obwohl du Mann und Däne bist.

Dank an meine Chefin, Frau Prof. Dr. Marion Kiechle, dass wir in der Klinik und Poliklinik für Frauenheilkunde des Klinikums rechts der Isar in München ideale Bedingungen haben, um komplementär arbeiten zu können.

Noemi und Finn, meine (großen) Babys, ich liebe euch! Danke, dass ihr mich so cool durch meine hitzigen Zeiten begleitet habt.

Daniela, danke! Du bist eine tolle Ärztin mit Herz, Hirn und Humor. Auch dieses Buch mit dir hat wieder viel Spaß gemacht, und ich habe so viel gelernt.

Thomas, du Fels in der Brandung, auch wenn die Wechseljahres- und andere Stürme wehen, danke, du liebster und bester Gefährte, den ich mir wünschen konnte!

Rosa, du hast zwar noch einige Jahre vor dir, bis du in den Wechsel kommst, aber ihr wunderbaren jungen Frauen kommt hoffentlich noch cooler durch eure heißen Zeiten als wir. Danke fürs Probelesen!

Jakob und Benedikt, ihr seid die wichtigsten Menschen in meinem Leben. Danke, dass es euch gibt, auch wenn ihr nicht probegelesen habt.

Wir danken beide den großartigen Mitarbeiterinnen und Mitarbeitern des ZS Verlags, vor allem Kathrin Ullerich, Dorothee Seeliger, Jürgen Brandt und Stephan Strauß, unserem Projektleiter Marc Strittmatter, unserer Lektorin Karen Dengler und allen Ungenannten, die bei diesem Buch so positiv und mit Begeisterung mitgewirkt haben.

Register

A

B

H

I

K

Q

R

S

IMPRESSUM

Hinter jedem tollen Buch steckt ein starkes Team

Projektleitung: *Marc Strittmatter, ppp.services*
Texte: *Anna Cavelius*
Lektorat: *Karen Dengler, Werkstatt München*
Korrektorat: *Cornelia Greiner*
Satz: *Anja Dengler, Werkstatt München*
Covergestaltung: *ZERO Werbeagentur, München*
Grafische Gestaltung: *Stefan Steinberger, FEIN! Buero für Grafik*
Porträtfotos: *Michael Wilfling*
Grafiken: *Cornelia Sekulin, Kommunikationsdesign*
Herstellung: *Frank Jansen*
Producing: *Jan Russok*
Druck & Bindung: *CPI books GmbH, Leck*

1. Auflage 2022

Kaiserstraße 14 b
D-80801 München
ISBN: 978-3-96584-206-9

HINWEIS

Die Ratschläge in diesem Buch wurden mit größter Sorgfalt von Autorinnen und Verlag erarbeitet und geprüft. Eine Garantie kann jedoch nicht übernommen werden. Ebenso ist eine Haftung der Autorin bzw. des Verlags und seiner Beauftragten für Personen-, Sach- oder Vermögensschäden ausgeschlossen. Erkrankungen mit ernstem Hintergrund gehören in ärztliche Behandlung! Bei bereits bestehenden Beschwerden kann das Buch daher keinen fachärztlichen Rat ersetzen.

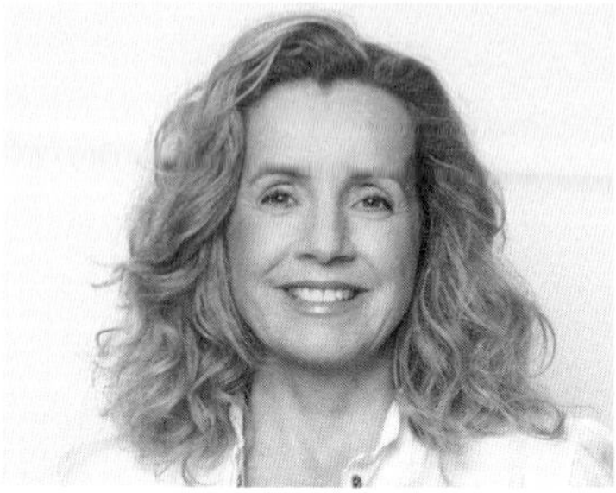

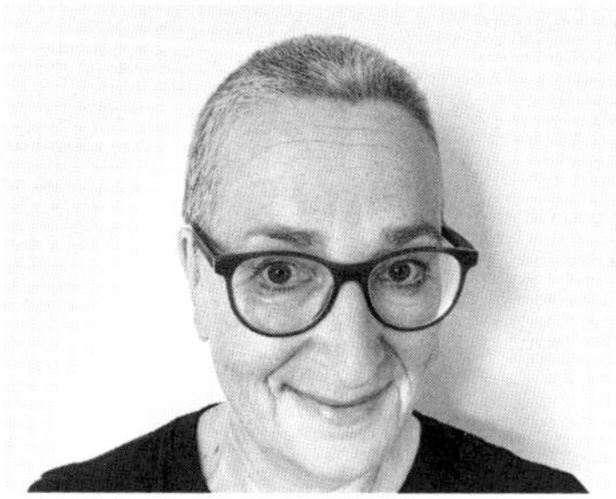

ZU DEN AUTORINNEN

Priv.-Doz. Dr. med. Daniela Paepke (Foto oben) ist im deutschsprachigen Raum Brustkrebsexpertin und zusätzlich Spezialistin für komplementärmedizinische Therapien begleitend zur klassischen Krebstherapie. Sie lebt mit Kindern und Enkelkind Tür an Tür in München und verbringt ihre Freizeit am liebsten mit Reisen. **Anna Cavelius** (Foto unten) hat als Babyboomerin ihre Wechseljahre mittlerweile hinter sich. Sie freut sich ein bisschen über das leerer werdende Nest wie auch darüber, wenn die Kinder regelmäßig zu Besuch kommen. Mit Daniela Paepke verbindet sie nicht nur die Arbeit an den gemeinsamen Büchern. Während ihrer Brustkrebserkrankung stand sie ihr als betreuende Ärztin an der Seite.

LIEBE LESER*INNEN

wie schön, dass Sie ein Buch von ZS in den Händen halten. „jetzt leben!“ ist das Motto unseres Verlages. Es steht für Genuss und Inspiration, Unterstützung und Motivation. Ob Kulinarik oder Fitness, Gesundheit oder Lebenshilfe – seit über 30 Jahren bieten wir kompetente Ratgeber für (fast) alle Lebenslagen. Wir lieben Tradition genauso wie Innovation – sie treiben uns an. Unsere Autor*innen sind Menschen, die zu ihrem Thema wirklich etwas zu sagen und zu schreiben haben. Unsere Produkte sind erzählerisch, appetitmachend und als gedruckte Bücher haptisch echte Erlebnisse. Für Sie mit ganz viel Liebe gemacht! Entdecken Sie mehr aus unserer wunderbaren Welt!

UNSER VERLAGSHAUS

Mit Standorten in München, Hamburg und Berlin zählt die Edel Verlagsgruppe zu den größten unabhängigen Buchanbietern Deutschlands. Zur Edel Verlagsgruppe gehört unter anderem ZS mit seinen Lizenzmarken Dr. Oetker Verlag, Kochen & Genießen und Phaidon by ZS.

ZS - Ein Verlag der Edel Verlagsgruppe
www.zsverlag.de
www.facebook.com/zsverlag
www.instagram.com/zsverlag

FÜR DIE UMWELT

ZS unterstützt bei der Produktion dieses Buches das Projekt „Junge Riesen für die nächsten 100 Jahre“ im Naturpark Nossentiner/Schwinzer Heide. Damit wird ein Anteil der unvermeidbaren CO_2-Emissionen im direkten Umfeld des Produktionsstandortes kompensiert.

PARTNER
Naturpark
Nossentiner / Schwinzer Heide
www.optimal-media.com/naturschutzprojekt-001

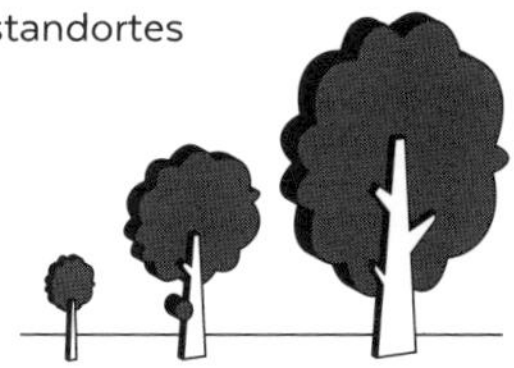

NEWSLETTER

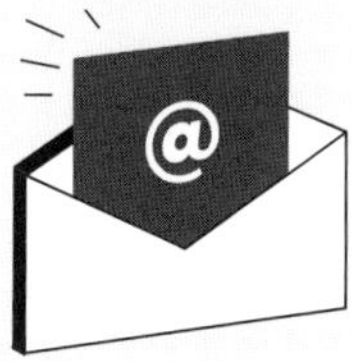

Was koche ich denn heute Feines? Und wie geht das nochmal - schmackhaft und gleichzeitig gesund?

Mit dem ZS Newsletter keine kulinarischen und gesundheitlichen Trends mehr verpassen und immer auf dem neuesten Stand bleiben. Wir informieren regelmäßig über unsere Neuerscheinungen, Aktionen oder Gewinnspiele und verraten unsere Lieblingsrezepte!

ANMELDEN!

Jetzt anmelden unter:
www.zsverlag.de/newsletter

GEWINNEN

Unter allen Neuabonnierenden verlosen wir jeden Monat eine *Gesundheits-* oder *Koch-Box* von ZS.